인간의 성장·발달과 건강증진

Human growth · development and health promotion

김 영 복 저

계축문화사

머리말

인구 구조의 변화는 인간의 삶과 건강에 영향을 미치고, 보건의료체계의 변화를 가속화시키며, 건강의 관점과 방향을 전환시킨다. 우리나라는 저출산 문제와 인구 고령화로 인하여 개인과 인구집단의 건강 문제를 효과적으로 관리하고 삶의 질을 향상시키기 위한 다양한 노력을 추진해 오고 있다. 전 국민을 대상으로 한 평생건강관리체계가 대표적인 사례라 할 수 있다. 국민건강종합계획에서는 인간의 성장 · 발달 특성 및 생애 전환기를 고려하여 인구집단을 구분하고, 인구집단별 건강증진을 도모하기 위한 효과적인 관리방안을 제안하고 있다.

이처럼 인간의 일생을 수정부터 사망까지 특정 시기로 구분하고, 각 시기의 특성을 고려한 효과적인 건강관리방안을 모색하는 것은 생명을 보호하고, 건강을 유지 및 증진하며, 나아가 건강한 삶을 영위하는데 중요한 계기를 마련해 준다. 이러한 이유로 이 책은 인간의 성장 및 발달, 성숙, 노화의 생리적, 심리적, 사회적 특성을 이해하고, 발달 특성과 관련된 주요 건강 문제 및 위험 요인을 파악함으로써 개인 및 인구집단의 생애주기별 건강증진방안을 모색하는데 도움을 주고자 집필되었다.

인간의 성장 및 발달 단계는 학자마다 주장하는 바에 따라 연령 및 시기를 구분하는데 차이가 있다. 이 책에서는 수정 이후 배아가 아닌 태아로 지칭되는 때부터 사망에 이르는 시기까지를 인간의 발달 단계로 구분하였다. 특히 성인기는 초기, 중기, 후기로 구분되기도 하는데, 이 책에서는 각 발달 단계의 특성을 표현하는 청년기, 중년기, 노년기로 구분하였다.

성장 및 발달 단계별 주요 변화와 특성을 이해하기 위해서는 전 생애에 걸쳐 이루어지는 성장과 발달의 주요 원리를 이해하는 것이 선행되어야 한다. 성장과 발달 과정에서 나타나는 연속적, 분화적, 통합적 변화와 차별적 특성을 살펴보고, 발달 단계별 특성을 파악하는 것이 전 생애에 걸친 변화를 이해하는데 도움이 된다. 이러한 이유로 이 책의 내용을 크게 성장과 발달의 이론적 기틀과 각 단계별 발달 특성으로 구분하였다. 성장과 발달의 이론적 기틀에서는 성장과 발달의 기본 원리를 설명하였고, 각 단계별 발달 특성에서는 태아기, 영아기, 유아기, 아동기, 청소년기, 청년기, 중년기, 노년기 발달 특성과 건강 문제, 건강관리방안을 설명하였다. 각 단계별 특성에는 신체적, 정서적, 심리사회적, 운동, 지적 발달 특성을 기술하였고, 건강증진방안에는 발생 가능한 건강 문제의 특징과 사전 예방적 관리를 위한 건강생활 실천방안을 제시하였다.

비록 인간의 성장과 발달의 과정이 범위가 넓고, 다양한 특성을 나타내어 제한된 지면에 정리하여 수록하는 것이 매우 어려운 일이지만, 이 책이 인간의 성장과 발달 과정을 이해하는데 필요한 기초 지식과 발달 단계별 건강생활 실천방안을 제공하는 출발점이 되길 기대한다. 또한 보건학을 전공하는 후배들과 성년이 된 대학생들에게 인간의 성장 · 발달과 건강증진의 중요성을 알릴 수 있는 안내서가 되길 바라며, 이 책을 집필하고 출판하는데 많은 도움을 준 가족들과 계축문화사 편집부에 감사의 마음을 전한다.

2020년 12월

교수연구동에서 저자 씀

차례

제5장 아동기 발달 특성과 건강증진

제6장 청소년기 발달 특성과 건강증진

제7장 청년기 발달 특성과 건강증진

제8장 중년기 발달 특성과 건강증진

제9장 노년기 발달 특성과 건강관리

제 1 장

성장과 발달의 이론적 기틀

1. 성장과 발달
2. 건강한 노화

제 1 장

성장과 발달의 이론적 기틀

1. 성장과 발달

1) 개념

인간은 태어나면서 양육자의 지원과 보살핌을 통해 성장하게 된다. 정상적인 성장과 발달의 과정은 일정한 패턴을 지니고 있어 정상으로부터 벗어난 상태를 조기에 발견하여 문제를 해결함으로써 영구적인 장애를 예방할 수 있다.

인간의 성장과 발달은 수정되는 순간부터 죽음에 이르기까지 시간이 경과함에 따라 인간에게 나타나는 모든 양적, 질적 변화를 총체적으로 일컫는 개념이며, 노화는 발달의 한 과정으로 이해되고 있다. 성장과 발달은 상호교환적인 의미로 활용되는 복합어이기도 하다.

성장(growth)은 신체적, 생물학적 변화를 말하며, 인간발달의 중요한 요소로서 주로 생물학적인 변화와 신체의 양적 증가를 의미한다. 예를 들어 아동의 신장, 체중, 골격 등의 크기가 변하는 현상을 포함한다.

발달(development)은 기능과 질적인 변화를 말하며, 점진적인 기술 습득을 포함한다. 인간의 전 생애에 걸쳐 일어나는 신체적 구조, 심리적 특성 및 행동, 적응방식 등 모든 변화의 양상과 과정을 의미한다. 발달은 생물학적 영향과 환경적 영향이 상호작용하여 아동의 신체구조와 기능, 행동 또는 사고가 변화하는 것이며, 발달은 성장, 성숙, 학습을 통하여 이루어진다.

성숙(maturation)은 환경요인보다는 유전요인, 즉 내적 요인에 의해 통제되는 변화과정으로, 학습과 같은 외적 요인에 의해 영향을 받지 않고 유전적 특성에 의한 개인의 발달

패턴과 방향에 따라 진행되는 과정이다. 아동이 자라면서 능력과 적응성이 증가되고, 구조와 기능이 정밀해지는 것이 성숙의 결과이다.

학습(learning)은 훈련 또는 연습 등 환경에서의 직접, 간접적 경험에 의해 나타나는 발달적 변화를 의미한다. 인간의 성숙한 행동과 지능, 성격 등도 경험 또는 학습의 결과로 보며, 인간발달이 학습의 산물이라고 보는 이론도 있다.

2) 성장발달의 원리

성장발달은 급성장기, 정체기, 지속적인 성장기 등의 특징을 보이며, 개인에 따라 차이는 있지만, 단순한 것부터 복잡한 것으로 순서성을 갖고 변화한다. 보편적으로 적용되는 성장발달 과정의 원리는 순서성, 방향성, 연속성 및 성장률의 다양성, 분화와 통합의 원리, 결정적 시기의 원리, 개인차의 원리, 단계성 등이다. 발달 과정의 원리를 살펴보면 다음과 같다.

(1) 성장발달의 순서성

성장발달의 순서성은 성장발달과정이 논리적이고, 질서 정연한 순서로 구성되며, 유전에 의해 정해진 순서대로 예측 가능하게 진행된다는 것이다. 신체, 지능, 정서 등 모든 발달영역의 단계는 이전단계의 발달 성과들이 누적되어 다음 단계의 발달을 이루어지게 된다. 예를 들어 운동발달의 경우 뒤집기가 이루어진 후 기기, 혼자 앉기, 서기, 걷기 등이

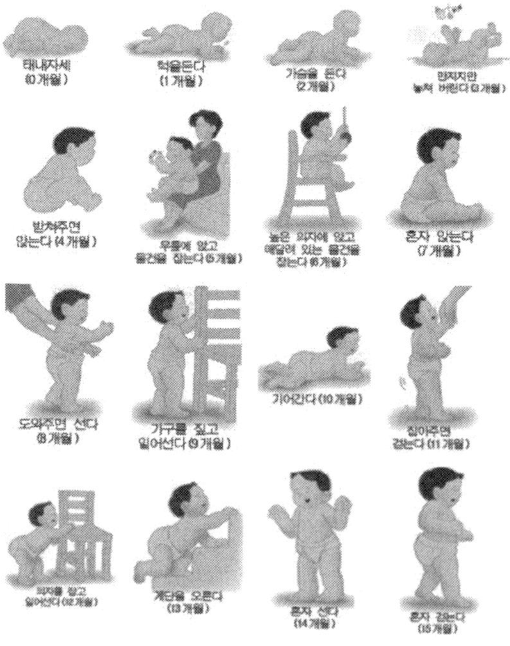

태내자세 (0개월)
턱을 든다 (1개월)
가슴을 든다 (2개월)
받쳐주면 앉는다 (4개월)
혼자 앉는다 (7개월)
도와주면 선다 (8개월)
가구를 잡고 일어선다 (9개월)
기어간다 (10개월)
잡아주면 걷는다 (11개월)
의자를 잡고 일어선다 (12개월)
계단을 오른다 (13개월)
혼자 선다 (14개월)
혼자 걷는다 (15개월)

순서에 따라 진행된다는 것이다. 언어발달도 옹아리가 시작된 후 단음절의 말, 간단한 문장, 긴 문장, 복잡한 문장 등이 가능해 진다.

① 운동발달 : 뒤집기 → 기기 → 혼자 앉기 → 서기 → 걷기 등

② 언어발달 : 옹아리→ 단음절의 말 → 간단한 문장 → 긴 문장, 복잡한 문장

(2) 성장발달의 방향성

성장발달은 일정한 방향으로 질서정연하게 진행된다. 예를 들어 머리에서 하체로, 심장에서 가까운 중심부(근위)에서 심장에서 먼 말초부(원위)로 성장발달이 이루어진다. 이를 두미방향, 근원방향이라 칭한다.

① 두미방향 : 머리 → 하체

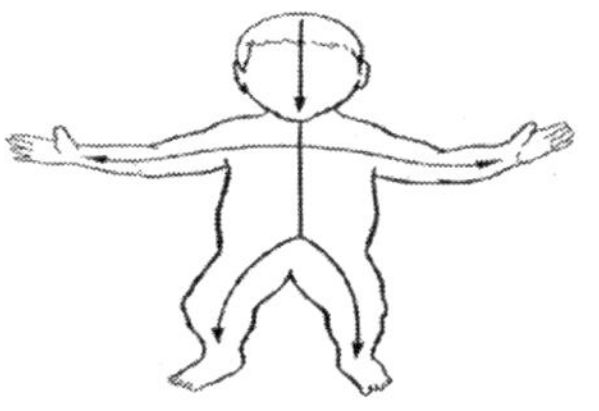

② 근원방향 : 근위 → 원위

(3) 발달의 연속성 및 성장률의 다양성

성장발달은 수정된 순간부터 죽음에 이르기까지 전 생애를 통해 끊임없이 지속된다. 발달속도 또는 성장비율은 신체부위나 발달시기에 따라, 발달영역에 따라 다양하며, 급속한 성장이 이루어지는 급성장기가 일생동안 2번 정도 나타난다. 영아기의 신장(키) 성장은 출생 시 보다 출생 1년 후 1.5배 정도 성장하고, 체중은 3배 정도 증가한다. 이러한 이유로 영아기는 '제1급성장기'라고 칭하며, 년간 성장비율과 발달속도가 큰 청소년기를 '제2급성장기'라고 한다. 반면 성장발달은 쉼없이 지속된다는 특징을 지니고 있다.

(4) 분화와 통합의 원리

발달은 분화와 통합의 원리로 진행된다. 발달은 미분화된 것에서 특수하고 세밀한 것으로 분화하면서 계층적 통합을 진행한다. 예를 들어 근육의 경우 전체 운동에서 미세 운동으로 세분화하면서 기능의 통합을 가져온다. 신체발달, 지적발달, 사회성발달, 성격발달, 정서발달 등은 독립적으로 이루어지지 않고 상호 밀접한 관련성을 갖고 통합적, 전체적으로 이루어진다.

(5) 결정적 시기(critical period) 의 원리

특정한 시기에 특정기관 또는 기능의 발달이 최적으로 진행되는 시기가 있다. 이를 '결정적

시기' 또는 '민감기(sensitive period)'라고 한다. 이 시기는 환경의 영향을 크게 받으며, 학습이 이루질 수 있는 가능성이 극대화되는 시기이다. 예를 들어 뇌의 발달은 5세까지 성인의 80% 수준에 도달하고, 사회성 발달은 1세에 양육자와의 신뢰성 형성을 통해 촉진되어 진다.

[표 1-1] 성장발달단계

발달단계		특징
출생전기 (Prenatal period)	• 수정~배아기 : 수정~8주 • 태아기 : 8주~40주	• 어머니에게 완전히 의존하는 존재 • 성장발달이 빠르고, 신체구조와 기관이 형성되는 시기임 • 적절한 산전관리가 중요함
영아기 (Infancy)	• 신생아기 : 출생~4주 • 영아기 : 1~12개월	• 제1급성장기 • 일생 중 성장발달이 가장 크게 일어남 • 일생에서 가장 결정적인 시기임 • 양육자와의 상호관계를 통해 신뢰감과 대인관계의 기초를 형성함 • 첫 4주간은 적응하는 시기로 생리적 조절과 안정이 중요함
유아기 (Early childhood)	• 아동초기 • 유아기 : 만 1~3세 • 학령전기 : 만 3~6세	• 자율성과 솔선감, 창의력, 상상력 발달 • 급속한 언어발달로 사고의 범위가 확대됨 • 급격한 사회성 발달로 기본적 사회화를 달성함 • 역할학습, 자기조절과 통제, 독립성을 습득함 • 자가개념이 발달하기 시작함
아동기 (Middle childhood)	• 아동중기 • 학령기 : 만 6~12세	• 논리적 사고, 근면 성실 • 공식적인 학교교육이 시작됨 • 가족에서 또래관계로 관심이 옮겨감 • 성취하고 달성하는 것에 흥미를 느낌 • 신체적, 정신적, 사회적 성장발달이 균형있게 진행됨 • 사회성과 도덕성의 발달이 중요함
청소년기 (Adolescence)	• 아동후기 • 만 12~20세	• 제2급성장기 • 추상적 사고능력 발달 • 이전의 학습과 가치를 내면화함 • 자아개념, 자아정체성을 재정립함 • 집단보다 개인의 정체성에 초점을 둠 • 독립된 성인으로서의 삶을 준비함
청년기 (Early Adulthood)	• 성인초기 • 만 20~40세	• 평생 진로, 직업을 갖는 시기 • 심리적, 경제적으로 독립하는 시기 • 배우자를 찾고 함께 사는 방법을 배우며 가정을 형성함
중년기 (Middle Adulthood)	• 성인중기 • 만 40~60세	• 결혼생활이 지속되는 시기 • 자신의 일에 성취감과 만족감을 얻는 시기임 • 직업, 사회적인 안정을 추구하는 시기임 • 생리적 변화에 적응해야 함 • 사회적으로 가장 생산적 시기이나 은퇴를 경험함
노년기 (Late Adulthood, Old age)	• 성인후기 • 만 60세 이상~사망	• 신체적인 힘과 건강의 약화가 급속히 진행되는 시기 • 인생을 회고하는 시기 • 은퇴 경험, 소득과 독립성이 감소함 • 배우자, 친구, 본인의 죽음에 적응해야 함

(6) 개인차의 원리

성장발달은 유전과 환경의 상호작용과정으로 개인별 성장발달 속도 또는 형태에 있어 독특한 양성을 보인다. 환경적 요인인 가족환경, 사회경제적 환경, 문화적 배경 등에 따라 영향을 받기도 한다.

(7) 성장발달의 단계성

아동의 성장발달은 특정한 단계를 통해 특징 지워진다. 발달단계는 인간발달과정에서 이전에 나타나지 않았던 어떤 특정한 행동이나 특성이 어떤 시점에서 처음으로 뚜렷하게 나타나는 시기이다.

3) 성장발달의 특징

(1) 신체적 발달

인간이 성장함에 따라 내부기관 및 조직의 구조와 기능의 변화에 상응하여 외모가 변화하고, 신체의 각 부분은 각기 다른 성장률을 나타낸다. 예를 들어 골격근은 전반적인 신체 성장과 유사한 패턴인 S자형의 곡선을 보이나, 뇌, 림프, 생식기는 각기 다른 성장유형을 보인다.

① Scammon의 발달곡선

스캐몬(Scammon)은 인간의 성장발달을 신경형, 일반형, 생식형, 임파형의 발달곡선을 구분하여 설명하였다.

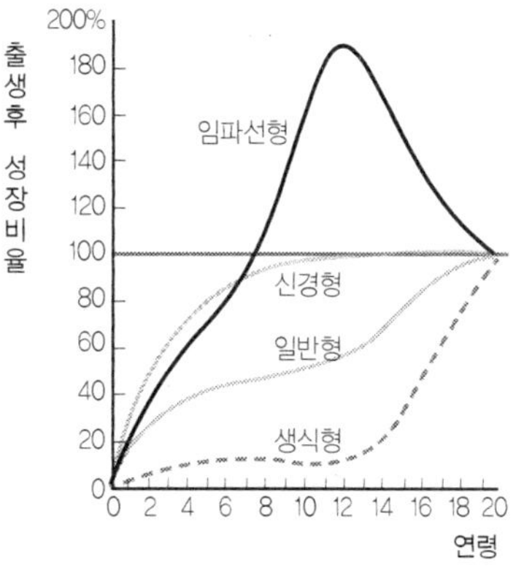

[그림 1-1] Scammon의 발달곡선

㉠ 일반형

근육, 골격 등은 5세 정도에 성인의 30%까지 성장한다.

㉡ 신경형

뇌중량은 5세 정도에 성인의 80%까지 성장한다.

㉢ 생식형

생식기는 5세에 성인의 약 10% 정도까지 성장하고, 유아기에는 성별에 따른 차이가 크지 않다.

㉣ **임파형**

임파선은 7세에 이미 성인수준에 도달하고, 12세에 성인의 2배가 된다. 저항력이 약한 아동 및 청소년기에 외부 세균침입에 대비하여 면역력을 높이기 위한 것으로, 이후 성인에 가까울수록 저항력이 강화되면서 퇴화된다.

② 외모와 체형의 변화

출생 후부터 성장발달이 이루어지는 성인기까지 인체의 비율과 외모, 체형은 변화를 지속하게 된다. 얼굴의 크기를 기준으로 한 신체의 비율은 출생 시 4등신에서 성인기에는 7.6~8등신으로 변화한다. 출생 후 성장발달이 이루어지면서 몸통의 비율이 적어지고 팔과 다리의 비율이 커지게 된다.

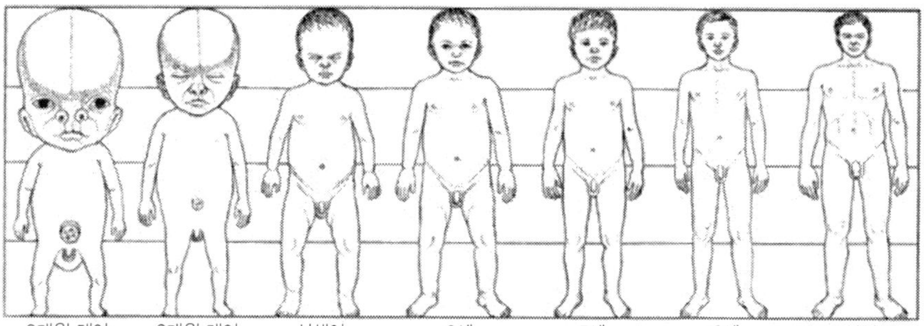

이와 함께 두개골의 크기와 형태도 변화한다. 출생 시 머리가 뾰족하고 눈, 코, 입이 몰려있던 형태에서 두개골의 대천문(앞숫구멍)과 소천문(뒤숫구멍)이 닫치면서 둥근 머리 형태가 만들어지고, 얼굴이 상하로 길고 광대뼈가 커지는 성인의 얼굴로 변화한다.

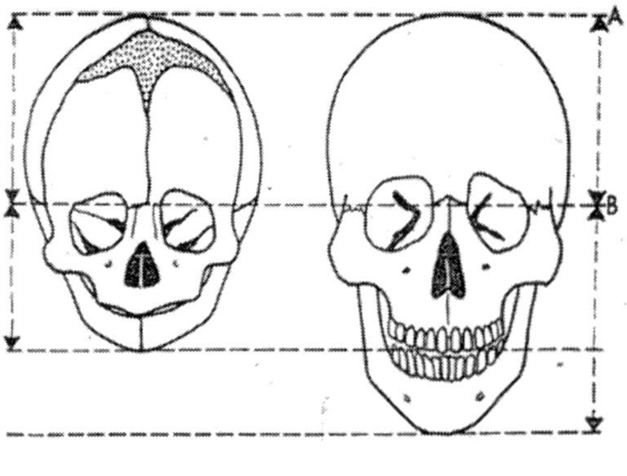

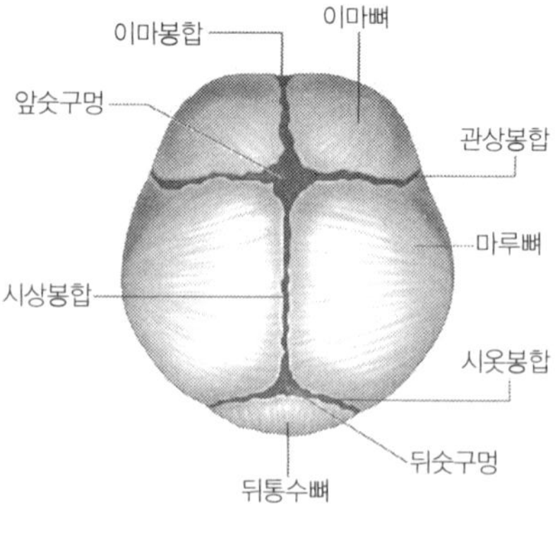

③ 운동발달

운동 기능은 연령에 따라 순서성을 갖고 발달한다. 운동 발달은 몸 전체의 움직임을 변화시키는 전체 운동과 사지와 손가락, 발가락의 기능 발달로 나타나는 미세 운동으로 구분한다. 전체 운동은 목을 가누는 것으로부터 뒤집기, 앉기, 서기, 걷기, 차기, 타기 등의 순서로 발달하고, 미세운동은 잡기, 쌓기, 그리기, 도구사용하기 등의 순서로 발달한다.

[표 1-2] 연령별 운동발달 특성

영역	연령별 운동발달 특성	영역	연령별 운동발달 특성
전체 운동 발달	• 목 가누기 : 3–4개월 • 뒤집기 : 4–6개월 • 혼자 앉기 : 7–8개월 • 붙잡고 서기 : 9–10개월 • 손잡고 걷기 : 12개월 • 혼자서기 : 12–14개월 • 혼자걷기 : 15개월 • 손잡고 계단오르기 : 18개월 • 달리기, 공차기 : 1.5–2세 • 계단 오르내리기 : 2세 • 세발자전거 타기 : 3세 • 줄넘기하기 : 5세	미세 운동 발달	• 손바닥으로 잡기 : 6개월 • 가위모양잡기 : 9개월 • 집게잡기 : 12개월 • 블록쌓기 : 15–24개월 • 수직, 원형그리기 : 24개월 • 가위질하기, 단추채우기 : 3–3.5세 • 젓가락질하기 : 3–4세

④ 감각발달

감각기관은 촉각, 후각, 미각, 청각, 시각 등의 순서로 발달한다. 출생 시부터 온도감각, 통증감각 등이 있으며, 출생 초기부터 후각이 발달하여 어머니의 젖냄새를 인지한다. 신생아기에 단맛, 신맛, 쓴맛, 짠맛 등을 구분하고, 출생 후 3주 정도에는 양육자의 목소리에 민감하게 반응하기 시작한다. 청각 능력은 시각 능력과 동시에 발달하여 협응 능력을 높여 나가고, 1세 경에 정상 시력을 갖게 된다.

[표 1-3] 아동의 감각발달

영역	시기별 감각발달
시각	• 시각은 인간의 감각기능 중 가장 늦게 발달함 • 생후 몇 개월간은 근시상태, 1세경 정상 시력 • 1개월 : 초점 형성, 응시 가능, 천연색으로 사물을 인지함 • 2개월 : 삼원색(기본색)을 구별함 • 3개월 : 푸른색과 초록색보다 노란색, 빨간색을 선호함 • 형태지각 : 움직이는 물체, 천연색, 곡선을 선호함 물체보다 사람, 특히 얼굴 중 눈을 선호함 • 깊이지각 : 6개월이면 깊이 지각 가능함

청각	• 청각능력은 시각능력과 동시에 발달함 • 청각과 시각은 협응함 • 신생아는 높고 강한 소리에 민감한 반응을 보임 • 2주 : 사람소리와 다른 소리를 구분함 • 3주 : 어머니 목소리에 민감한 반응을 보임 • 4–6개월 : 소리나는 방향을 정확하게 인지함. 음악을 들으면 좋아함
후각	• 출생 초기부터 후각발달이 상당한 수준임 • 생후 수일내로 냄새들 간의 차이를 구분함 • 신생아는 어머니의 젖냄새를 인지함
미각	• 신생아 : 단맛, 신맛, 쓴맛, 짠맛을 구분함 • 2–3개월 : 미각 선호도가 생김 • 4개월 : 짠맛을 좋아하기 시작함 • 영아기 말기에는 다양한 미각경험이 필요함
촉각	• 신생아는 촉각으로 물체를 탐색함 • 촉각으로 주변환경을 인지함 • 12개월 : 촉각만으로 익숙한 물체를 알아 차림 • 신체접촉은 아동발달에 도움을 줌 • 출생시부터 온도감각, 통증감각이 있음

(2) 정서적 발달

출생 시에는 불편, 고통, 흥분 등으로 인한 정서적 감정이 표출되고, 이후 싫은 것, 좋은 것에 대한 감정이 표출된다. 특히 7~18개월에는 분노에 대한 감정 표출이 강해지고, 낯선 타인에 대한 경계심이 높아지게 되어 낯가림을 하게 된다.

[표 1-4] 정서적 발달단계

연령	정 서	
출생 시	• 불편함, 고통	• 관심, 흥분
출생~3개월	• 혐오, 싫음	• 슬픔
2~7개월	• 즐거움, 환희 • 분노	• 놀람 • 경계심, 두려움
7~18개월	• 심한 분노	
18~36개월	• 애정, 사랑	• 감정이입, 동정
24~36개월	• 죄책감, 당황함, 수치심, 우월감	

(3) 인성 및 지적 발달

프로이드(Freud)는 의식, 잠재의식 또는 전의식, 무의식의 인식수준이 존재하고, 기능적 구성요소로 원초아(id), 자아(ego), 초자아(superego)를 주장하였다. 만족과 쾌락에 기반한 리비도(libido)는 인간 행동의 추진력이며, 원초아, 자아, 초자아는 지속적인 갈등을 통해 균형과 절충이 이루어진다. 이와 함께 성장발달 단계에 나타날 수 있는 위협으로부터 자아를 보호하기 위한 기술로 방어기전(defense mechanisms)을 활용한다. 방어기전에는 억압, 합리화, 동일시, 승화, 퇴행, 부정, 전치, 투사, 보상, 무효화, 반동형성, 전환 등이 있다.

정신성적 발달단계는 시기별 특정 갈등과 주요 관심사를 가지고 발달단계를 구강기, 항문기, 남근기, 잠복기, 생식기로 구분하였다. 구강기는 만 1세까지의 영아기로 입이 성적으로 민감한 시기이고, 관심있거나 궁금한 것을 입으로 가져가 알아보려고 하고 구강 욕구가 충족되면 만족감을 느끼게 된다. 항문기는 만 1~3세로 구강과 항문이 쾌락을 느끼는 기관이고, 자신의 첫 생산물인 배설물에 관심을 갖고 배변과정을 통해 만족감을 얻게 되는 시기이다. 남근기인 만 3~6세에는 생식기에 대한 즐거움과 갈등을 경험하게 되는 시기이다. 옷을 벗거나 나체로 돌아다니는 노출행동이 자주 나타나고, 자신과 동일한 성을 지닌 부모와 동일시하려는 노력을 통해 성역할 정체성을 획득하게 된다. 이후 만 6~12세까지는 성적 충동이 표출되지 않고 동성과의 인간관계 형성에 주력하며, 사춘기를 거치면서 신체적 변화를 경험하며 생식기에 대한 관심이 커지고 이성에 대해 흥미를 갖게 된다.

[표 1-5] 인성 및 지적 발달단계

단계	정신성적 발달단계(Freud)	인지발달단계(Piaget)
영아기(출생~1세)	구강기	감각운동기(출생~2세)
유아기(1~3세)	항문기	전조작기(2~6세)의 전개념(2~4세)
학령전기(3~6세)	남근기	전조작기(2~6세)의 직관기(4~6세)
학령기(6~12세)	잠복기	구체적 조작기(6~12세)
청소년기(12~18세)	생식기	형식적 조작기(12~15세+)

피아제(Piaget)는 지능 획득 및 사고의 과정을 감각운동기, 전조작기, 구체적 조작기, 형식적 조작기로 구분하였다. 지능은 타고난 능력이며, 환경의 영향을 받아 발달하며, 도식(schema)은 경험을 통해 형성되는 조직화된 생각의 패턴으로 빨기, 잡기 등이 있다. 감각기는 출생부터 만 2세까지로 자신과 외부환경을 분리할 수 있는 자아감이 형성되고, 대상에 대한 영속성 개념이 갖게 된다. 전조작기는 만 2~6세 사이로 언어능력이 발달하고 자신을 언어로 표현하며 대상에 대한 영속성을 획득한다. 구체적 조작기는 6~12세 사이로 논리적인 생각을 하고, 가역성과 공간성을 이해하며, 사회적 규칙을 적용할 수 있게 된다. 형식적 조작기는 12~15세 이상으로 논리적인 생각과 판단이 확장되고, 추론이 가능하며, 인지적 성숙이 이루어진다.

(4) 심리사회적 발달

인간의 자아와 정체성은 지속적인 단계를 통해 발달한다. 개개인은 본인과 타인들로부터 신뢰감을 느끼고 가치를 느끼는 것에 중요성과 필요성을 갖게 된다. 인간의 발달은 성적 충동보다는 또래, 친구, 교사, 문화 등의 사회적 요인에 의해 영향을 받고, 합리적 사고와 긍정적인 관점을 통해 발전한다.

심리사회성 발달단계(Erik Erikson, 1968, 1993, 1998)는 건강한 인격의 긍정적인 조건을 설명하고 있으며, 발달단계에 따라 대립되는 두 가지의 해결과제를 제시하고 있다. 각 단계의 과제를 성공적으로 수행하게 되면, 다음 단계로 이동하여 다음의 과제도 성공적으로 수행할 가능성이 높아지게 된다. 이론적 구조는 타인과 환경의 영향을 인정하고 있으나, 결과적으로는 본인 스스로가 문제를 해결해 나가야 한다.

[표 1-6] 심리사회성 발달단계

발달단계	심리사회적 단계	과제	결과
영아기 (출생~18개월)	신뢰감 vs 불신감	양육자와의 기본적인 신뢰 형성 및 타인과의 관계 형성	믿음과 희망
유아기 (18개월~3세)	자율성 vs 수치심, 의심	양육환경 내에서의 자아통제감과 독립심 형성	자제력과 의지력
학령전기 (3세~6세)	자발성, 주도성 vs 죄책감, 죄의식	목적의식을 갖고 행동하려는 노력과 능력의 발달	방향과 목적
학령기 (6세~12세)	근면성 vs 열등감	학습, 경쟁, 성공적 수행을 통한 자신감 획득	방법과 능력
청소년기 (12세~20세)	자아 정체감 vs 자아 정체감 혼란	자신에 대한 안정감 획득	헌신과 충실
청년기 (20세~30세)	친밀감 vs 고립감	조직, 기관 내에서의 창조적 노력과 지속적인 관계 형성	협동과 사랑
중년기 (30세~65세)	생산성 vs 정체감	인생의 목표를 성취하기 위한 노력	생산과 배려
노년기 (65세 이상)	자아통합 vs 절망감	자신의 삶에 대한 긍정적인 자부심 획득	통합과 지혜

4) 건강에 영향을 미치는 요인

- 유전 : 유전자, 성차, 호르몬 등
- 환경 : 물리적, 생물학적, 사회문화적 환경 등

• 행동 : 식습관, 위생습관, 휴식습관, 운동습관 등

(1) 유전적 요인

건강에 영향을 미치는 유전적 요인에는 유전자, 성차, 호르몬, 인체 내 대사작용 등이 있다. 유전자의 영향을 받아 부모가 체격이 큰 경우 자녀의 체격도 큰 경우가 많으며, 키 성장의 주된 역할을 담당하는 성장호르몬은 과잉으로 분비되면 거인증을 초래할 수 있다. 또한 인종이 지닌 생물학적 조건과 생활양식, 사회경제적 조건도 상관관계가 높은 것으로 알려져 있다.

(2) 환경적 요인

환경적 요인에는 출생 시 환경, 가정 환경, 심리사회적 환경, 사회문화적 환경, 지리적 환경 등이 있다. 가정환경은 주거환경과 사회경제적 수준이 밀접한 관련성을 갖고 있다. 밀집 지역, 비위생적 환경에서 성장하거나 부모의 학력, 직업, 가구의 월수입이 낮은 경우 성장발달을 지연시킬 수 있다. 심리사회적 환경인 스트레스 수준은 성장발달 뿐 만 아니라 건강수준에도 영향을 미치는 중요한 요인이 되며, 사회문화적 환경에는 대중매체의 영향력, 인터넷의 활용수준 등에 따라 성장발달에 차이를 보일 수 있다. 이외에 영양섭취량, 질병 유무 등의 영양 및 건강상태, 계절적 요인, 도시 및 농어촌 등의 지리적 요인 등이 성장발달에 영향을 미치는 중요한 요인이 된다.

(3) 유전과 환경의 상호작용

유전적 요인에 의한 영향과 환경적 요인에 의한 영향을 엄밀하게 구분하기 어렵다. 환경적 요인에 따라 타고난 유전적 잠재력이 발휘되는 정도가 영향을 받기 때문이다. 따라서 유전적 요인과 환경 간의 끊임없는 상호작용을 통해 인간의 성장과 발달, 성숙, 학습이 이루어지게 된다.

(4) 신체활동

연령에 따른 신체활동의 변화는 순서성을 갖고 변화한다. 연령별 운동량은 유아기가 학령기보다 많고, 실외 활동도 증가한다. 신체활동의 증가는 건강증진, 긴장 완화, 스트레스 관리, 천식 및 당뇨병 등과 같은 질병 예방의 효과를 가져온다.

[표 1-7] 연령별 신체활동

연령	운동 시간	활동	운동 종목
유아기	60~90분/1일 (1회당 30~45분)	대근육 운동 및 실외 활동	달리기, 차기, 공 주고받기, 율동, 자전거타기, 점핑, 기어오르기 등
학령기	30~40분/1일	대근육 운동	유산소운동

(5) 교육기관의 교육과정과 교육환경

유아기부터 보육시설을 포함한 교육기관에서 생활하는 시간이 늘어나게 된다. 각 교육기관은 연령별 특성을 고려하여 교육과정을 통해 개인위생과 건강습관에 대한 교육, 안전교육, 질병 및 응급상황에서의 대처 교육, 신체활동증진교육을 실시한다. 체계적인 교육과정을 통해 습득한 건강 지식은 건강행동에 대한 긍정적 태도를 형성하고 건강행동을 실천하는데 중요한 계기를 마련해 준다.

이와 함께 물리적 교육환경도 성장발달에 영향을 미친다. 안전한 시설과 설비, 적절한 공간 밀도, 안락함을 줄 수 있는 쾌적한 환경, 소음의 통제수준, 온도와 습기, 시력을 보호하기 위한 조도와 채광, 신선한 공기를 공급하기 위한 환기시설, 실내외 공기의 질, 냄새, 청결 등은 성장발달에 영향을 미치는 중요한 환경적 요인이므로, 이에 관한 철저한 관리가 요구된다.

2. 건강한 노화

1) 노화의 개념

(1) 노화

노화(aging, senility)는 '나이가 드는 것', '나이가 들어 심신이 쇠약해지는 것' 등으로 정의되며, 나이가 들어가며 일어나는 신체적 위축이나 기능의 변화를 말한다. 노화는 생물학적 변화가 최고점에 이르는 30대에 시작되고, 이후 순차적으로 죽을 때까지 지속된다.

(2) 노쇠

노쇠(senescence)는 정상적인 노화의 증상으로 형태적, 기능적으로 성숙기에 도달한 각 조직이나 기관이 시간의 경과와 함께 비가역적인 퇴행으로 형태를 변화시켜 기능이 감퇴하는 과정을 말한다.

(3) 노인학(노년학)

노인학 또는 노년학(gerontology)은 노화에 관한 연구가 심층적으로 이루어지는 학문 분야를 일컫는다.

2) 노화의 특징

(1) 특징

노화는 정상적이고 불가피하며 점진적인 과정이며, 장기간의 시간에 걸쳐 비가역적인 변화를 만들어낸다. 노화는 만성적 기능장애가 계속되면서 악화되고, 생리적 손상으로 죽음에 이르게 된다. 반면 노화와 관련된 변화는 개인마다 다양하게 발생하며, 노화의 범위나 속도는 개인의 특성과 환경에 따라 다르게 나타난다.

(2) 노화에 영향을 미치는 요인

노화에 영향을 미치는 요인은 유전, 가족력, 질병, 스트레스, 환경적인 상태, 문화적 영향 등이 있으며, 만성질환과 관련된 요인에는 장기간의 환경적 공격, 흡연 및 신체활동 부족과 같이 건강에 바람직하지 않은 행동의 실천, 카페인과 알코올 등의 섭취 등이 있다.

- 환경적인 상해
- 질병
- 유전, 가족력
- 스트레스
- 문화적 영향 등

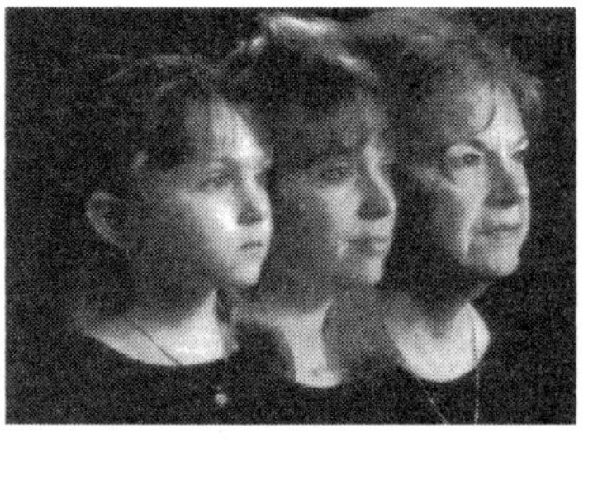

(3) 성공적인 노화

성공적인 노화란 건강을 유지하고, 질병이 없으며, 신체활동과 정신기능에 제한이 없고, 다양한 활동적인 참여가 가능하여 일상생활을 영위하는데 지장이 없는 상태를 말한다. 건강은 유전과 환경 간의 상호작용에 의해 영향을 받기 때문에 신체적 및 정신적 활동, 긍정적인 사고와 태도, 환경 변화에 대한 적응력 향상은 노화를 늦추는데 도움을 준다.

3) 노화이론

- 성장호르몬 분비이론
- 노폐물이론
- 가교제이론
- 생존율이론
- 쇠약 및 손상이론
- 노화의 사회적 이론들
- 유전 제어이론
- 체세포 변이이론
- DNA 손상이론
- 유리기이론
- 오류이론
- 계획된 세포손실이론
- 신경내분비이론
- 면역학이론
- 자가면역이론

(1) 생물학적 이론

① 시계장치이론(clockwork theory)

결합조직의 세포들은 내재적인 시계를 가지고 있어 많은 재생을 거친 후에는 유전적으로 세포 재생을 멈추도록 프로그래밍 되어 있다.

② 활성산소이론(free–radical theory)

세포대사 혹은 대기 중에서 발견되는 물질로부터 발생된 매우 불안정한 분자가 단백질, 지방, 세포기관들과 결합하여 염색체 돌연변이를 일으키고, 이를 통해 세포의 기능을 변화시킨다. 비타민 C, E와 같은 항산화제가 활성산소의 형성을 막는 것으로 알려져 있다.

③ 마모이론(wear–and–tear theory)

반복적인 손상으로 인해 세포가 닳으면서 기능이 멈춘다.

④ 면역체계 실패이론(immune–system–failure theory)

나이가 들면서 외부의 침입자에 대항하는 면역반응이 감퇴된다.

⑤ 자가면역이론(autoimmune theory)

신체의 약해진 면역체계가 자신의 조직을 인식하지 못해 파괴한다.

(2) 심리사회적 이론

① 탈참여이론(disengagement theory)

사회와 개인이 점차적으로 멀어지거나 각자 서로에게서 떨어져 나감으로써 권력이 나이든 사람에게서 젊은 사람에게로 순리대로 전달된다.

② 지속성 발달이론(continuity-developmental theory)

개인의 성격과 대처양상이 노화에 따라 변하지 않고 유지된다. 노화과정은 생애주기의 일부이며, 개인의 성격 유형이 개인의 노화에 대한 반응을 예측하는데 도움이 된다.

4) 노화와 돌봄

노화와 관련하여 건강관리와 돌봄이 요구되는 대상은 연령이 80세 이상, 자주 넘어지거나 떨어져 골절이 발생하는 사람, 기억력이 감퇴되거나 최근의 일이 기억나지 않는 사람, 배우자나 친구들의 죽음으로 장기간 우울감을 경험한 경우, 주변에 가까운 가족이나 지인이 없고 혼자 사는 사람, 최근 2개월 동안 3번 이상 병원에 입원한 사람, 정기적으로 5가지 이상의 약물을 복용하고 있는 사람, 건강과 생활에 관한 보건교육이 필요한 사람 등이다.

(1) 노화와 관련된 건강 위험군

- 80세 이상
- 잦은 낙상
- 경한 기억력 감소
- 영양실조로 인한 체중감소
- 배우자나 친구들의 상실로 인한 우울증
- 지역사회 공동체에 가까운 가족이 없는 사람
- 2개월에 3번 정도 입원
- 정기적으로 5가지 이상의 약물 복용
- 보건교육이 필요한 사람

반면 노인에 대한 돌봄을 방해하는 요인은 노화와 관련된 오해와 사회적 편견이다. 모든 사람은 출생 후 성장발달 단계를 거친 후 노화가 시작되고 사망에 이르게 된다. 노화와 관련된 올바른 인식은 사람의 생애를 이해할 뿐만 아니라, 공동체 구성원의 특성을 이해하는데 중요한 출발점이 된다.

(2) 노화에 대한 오해

- 망령이 들었다.
- 아프다.
- 성에 관심이 없다.
- 불행하다.
- 범죄의 피해자다.
- 시설에 산다.
- 친구들로부터 떨어져 혼자 산다.
- 젊은 노동자들에 비해 덜 생산적이다.
- 최저수준 혹은 그 이하의 생활을 한다.
- 자신들만의 방식에 사로잡혀 있으며 새로운 기술을 배우지 못한다.

제2장

태아기 발달 특성과 건강증진

1. 임신과 출산
2. 태아기 발달 특성과 건강증진

제2장

태아기 발달 특성과 건강증진

1. 임신과 출산

1) 임신

성장과 발달은 유전과 환경의 영향을 받으며, 유전과 환경의 상호작용을 통해 지속적인 변화가 진행된다. 정자와 난자의 수정이 이루어지면, 수정부터 출생까지의 시기를 산전기라고 한다.

임신(pregnancy)과 출산(childbirth)의 과정을 이해하기 위해 먼저 여성과 남성 생식기에 대해 살펴보면, 여성 생식기는 난소, 자궁, 질, 나팔관, 난관 등이고, 남성 생식기는 고환, 음낭, 전립선, 정관, 음경 등이다.

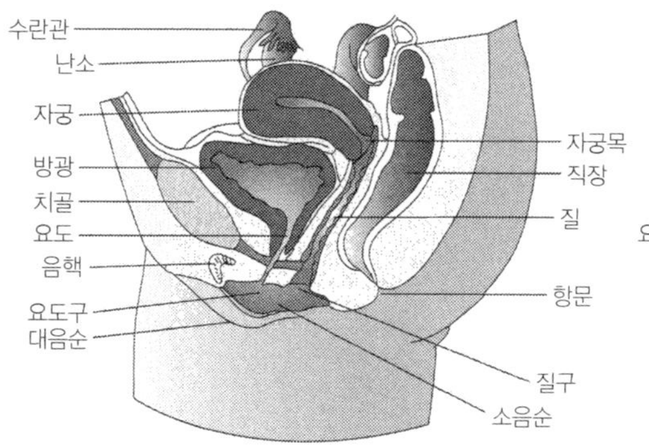

[그림 2-1] 여성 생식기

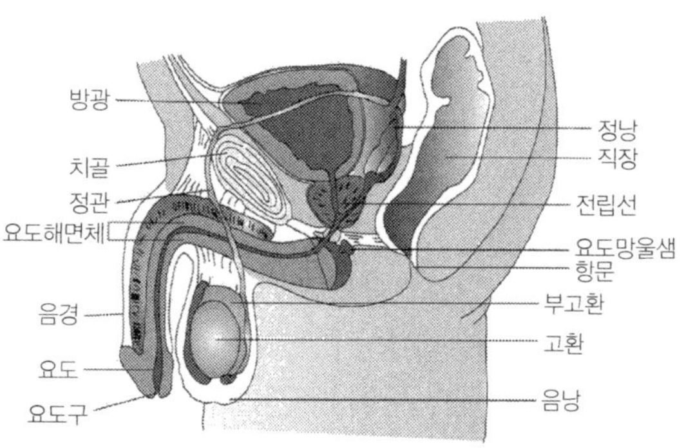

[그림 2-2] 남성 생식기

여성의 난소가 28일을 주기로 성숙된 난자(ovum)를 배출하는 현상을 배란(ovulation)이라고 하며, 남성의 고환이 정자(sperm)를 생산하여 정관을 통해 정액과 함께 배출하는 현상을 사정(ejaculation)이라고 한다.

수정은 정자세포가 나팔관에서 난자를 뚫고 들어가 난자세포와 결합하는 것이며, 이때부터 임신이 시작된다. 정상적인 수정은 여성의 나팔관에서 이루어지며, 여러 단계를 거쳐 지속적인 세포 분열이 이루어지면서 상실배가 되어 자궁벽에 착상하게 된다. 수정에서 착상까지 약 7일이 소요되고, 이후 다세포 구조의 배아(embryo)로 발달하여 필수적인 구조가 형성된 태아(fetus)가 된다. 임신기간은 약 40주이며, 출생부터 2주까지를 전배아기, 2주 이후부터 7주까지를 배아기, 8주부터 출생까지를 태아기로 구분한다.

여성의 난소에서 배란된 난자는 24시간 내 수정이 되어야 하고, 정자의 생존기간은 약 72시간 정도이다. 따라서 배란 3일 전 성교가 이루어지면 수정이 가능하다.

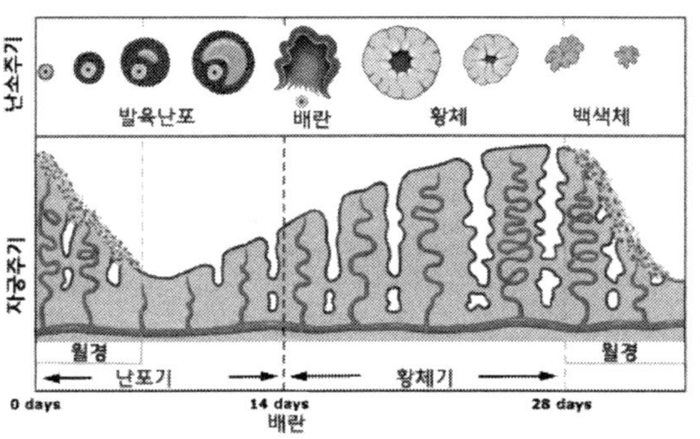

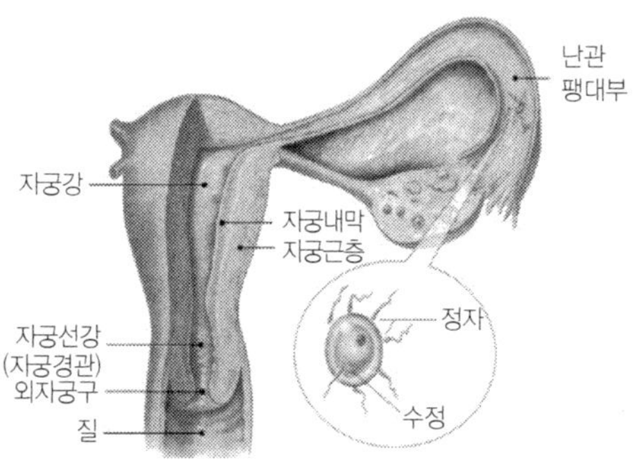

(1) 수정(fertilization)

- 여성의 난자와 남성의 정자의 결합

(2) 착상(implementation)

- 수정된 난자가 나팔관을 통해 자궁강으로 이동하여 자궁벽에 부착
- 수정으로 인하여 많은 양의 프로게스테론(progesterone) 생성
- 착상 1주일 후부터 태반을 통해 영양 공급

(3) 태아(fetus)

- 수정 후 7주 이후의 배아
- 태아의 뇌파

완전 각성상태 – 깨어 있는 상태 – 빠른 안구운동 수면 상태(REM 수면) – 조용한 수면 상태

태아는 삼키고, 움직이고, 소변을 본다. 태아가 배설한 노폐물은 태반을 통해 모체로 이동하여 배설되며, 자궁 내에서 반복적인 움직임을 보인다. 임산부는 약 16주가 되면 태동(quickening)을 느끼며, 임신 중기, 말기에는 태동이 줄어든다. 8시간 동안 태동이 없다면 태아가 스트레스를 받는 상황이다.

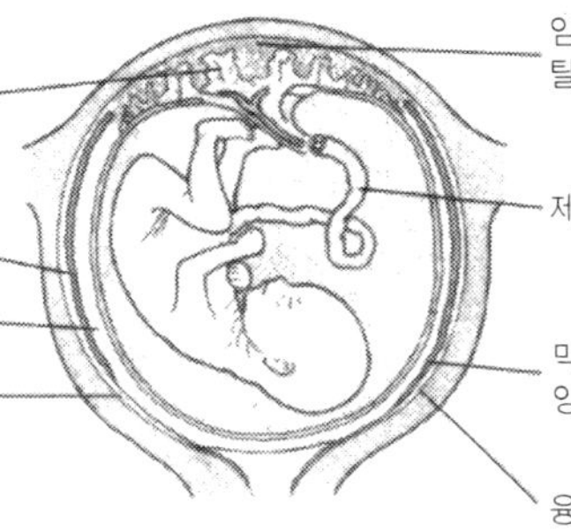

[그림 2-3] 임신기간 동안의 태아, 태반, 양막, 자궁의 관계

2) 임신의 징후

임신이 되면 임신을 추정할 수 있는 징후가 나타나며, 임신을 확정할 수 있는 징후를 확인할 수 있다. 주요 특징을 살펴보면 다음과 같다.

(1) 임신 추정 징후

- 소변 또는 혈청 HCG 검사에 양성반응을 보인다.
- 자궁이 커지고, 자궁경부와 질 위쪽이 푸르스름하게 변한다.
- 태반 발달로 인해 비대칭적으로 자궁의 한쪽 모서리가 커진다.
- 피부에 색소가 침착되어 기미, 복부의 임신선 등이 나타난다.

(2) 임신 확정 징후

- 태아의 심박동을 청진, 초음파, 도플러기구로 감지할 수 있다.
- Leopold 촉진법으로 태아가 만져진다.
- 객관적인 태아의 움직임을 알 수 있다.

• 방사선학적 검사 또는 초음파를 통해 태아의 형태를 확인할 수 있다.

(3) 임신기간 동안의 변화

• 정자에 의한 수정란 형성
• 자궁 내로의 착상
• 배아 또는 태아의 성장과 발달
• 태반 발달과 기능
• 가슴, 복부의 변화 등
• 체중의 증가
• 정서적 변화

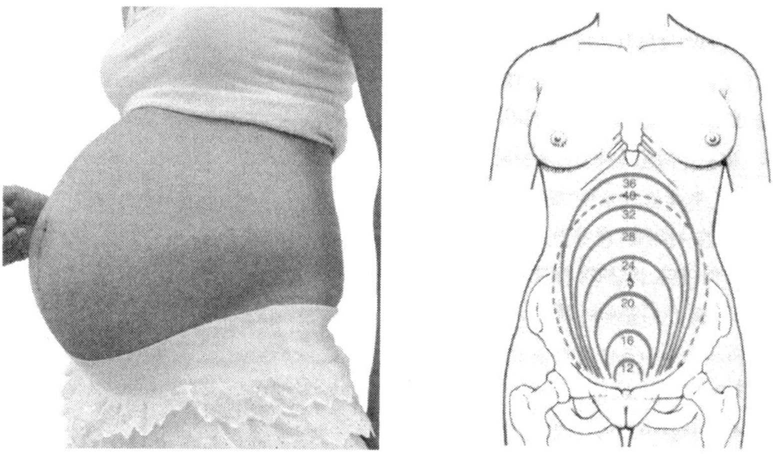

[그림 2-4] 임신기간 동안의 복부와 자궁 크기의 변화

임신기간 중 신체적 변화로 인하여 요통, 변비, 피로감, 치질, 다리 경련, 냉, 오심과 구토, 정맥류, 빈뇨 등의 불편감이 발생한다. 불편감에 따른 완화방법은 다음과 같다.

[표 2-1] 임신기간 동안의 경험하는 불편감과 완화방법

불편감	완화방법
요통	바른 자세 유지, 마사지, 낮은 신발, 딱딱한 침대 사용 등
변비	과일과 채소 섭취, 섬유질 섭취, 운동, 따뜻한 물 섭취 등
피로감	적정 수면시간 유지, 가사 분담, 임신 3개월까지 조심
치질	좌욕, 국소 냉찜질, 회음부운동, 의사와 상담 등

다리 경련	칼슘 영양제 보충, 근육 마사지 금지 등
냉	면제품 속옷 이용, 청결 유지, 의사 진료 등
오심과 구토	소량씩 자주 식사, 기름진 튀김 음식 금지 등
정맥류	하루 3~4번씩 10~15분간 다리 올리는 자세를 취함 지지 스타킹 이용, 걷기 운동 등
빈뇨	저녁의 수분 섭취 제한, 휴식 등

(4) 첫 임신에 대한 반응

첫 임신의 경우 임신에 대한 부모의 반응이 각기 다를 수 있다. 임신 기간과 출산 후 산욕기의 반응을 살펴보면, 엄마는 신체적 변화로 인한 불편감과 정서적 변화, 태아와의 교감 등이 증가하는 반면 아빠는 분만 두려움, 육아에 대한 책임감이 증가한다.

[표 2-2] 첫 임신에 대한 반응

기간	아빠의 반응	엄마의 반응
임신 초기	• 분만에 대한 두려움 • 아빠로서의 자존감	• 성욕 상실, 성생활의 활력 감소 • 불면증과 만성피로 • 오심, 의존성 증가
임신 중기	• 존중감 증가 • 태동에 대한 경외심	• 태동에 대한 환희 • 태아와의 대화
임신 말기	• 금욕의 어려움 • 출산에 대한 걱정	• 성생활 감소, 금욕, 성적 고립 • 불면증, 요통, 복부 불편감 • 여성성의 증가
산욕기	• 승리감 • 아내와 아이를 향한 연민	• 성교에 대한 통증과 두려움 • 모성애 증가
임신기간 전체	• 애정 증가 • 가사 참여 확대 • 지출에 대한 두려움 • 육아에 대한 걱정	• 낙천성 증가 • 가족 역할 분담 • 아기의 건강문제에 대한 두려움 • 성취감 증가

3) 출산

일반적으로 수정 후 약 40주, 280일이 지나면 분만이 시작된다. 출산 예정일은 마지막 월경시기를 기준으로 출산 월과 출산 일을 각각 계산하여 추정한다. 출산 월은 마지막 월경 달에서 3 빼주고, 출산 일은 마지막 월경 일에서 7을 더해준다.

(1) 출산 예정일

- 출산 월 : 마지막 월경 달 – 3
- 출산 일 : 마지막 월경 일 + 7
- 예 : (마지막 월경 일) 2020년 9월 1일 → (출산 예정일) 2021년 6월 8일

임신 말기에 프로게스테론, 옥시토신 등이 자궁 수축을 자극하고, 자궁경부를 확장시켜 아이를 낳게 된다. 분만은 3단계를 거쳐 진행된다. 1기는 자궁이 수축되기 시작하면서 자궁 경부가 완전히 확장되는 시기로 평균 12~24시간 정도가 소요되고, 2기는 확장된 자경 경부를 통해 아기를 분만하는 시기로 약 1시간 30분 정도가 소요된다. 3기는 태반이 배출되는 시기로 약 5~30분 정도가 소요되나, 소요시간은 개인의 특성, 임신과 분만의 경험 등에 따라 달라진다.

(2) 분만 시작의 징후

- 혈액이 섞인 이슬
- 임신기간 동안 자궁을 막고 있던 점액 성분의 흐름
- 규칙적인 자궁 수축
- 강도, 기간, 빈도가 증가된 수축
- 딱딱해지는 자궁
- 요통과 복부 앞쪽의 통증 등

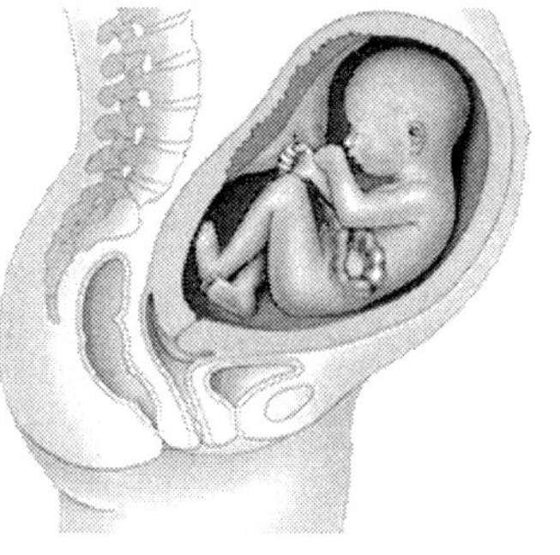

[표 2-3] 아프가 점수(Apgar score) 표

증상	점수		
	0	1	2
심박수	없음	<100	>100
호흡	없음	느림, 불규칙함, 약한 울음, 저 환기	좋음, 왕성한 울음
근력	축 늘어짐, 약함	사지의 약간의 만곡, 굴곡	왕성한 움직임, 사지 잘 구부러져 있음
반사, 반응	반응없음	찡그림	울거나 발을 뺌
피부색	청색, 창백	몸은 붉고, 사지는 푸르스름함(청색)	전체적으로 붉은색

태아가 출생하면, 출생 1분 후와 5분 후에 아프가 점수(Apgar score)를 이용해 반복적으로 점수를 산출하여 신생아의 건강상태를 평가한다. 아프가 점수는 심박수, 호흡, 근력, 반사정도, 피부색으로 평가하며, 반사 자극은 아이의 콧구멍에 카테터를 넣어 반응을 살펴본다. 점수가 8~10점일 때 아이의 건강상태가 양호하고 환경에 잘 적응하고 있는 것으로 판단한다.

2. 태아기 발달 특성과 건강증진

1) 태아기의 발달 특성

수정부터 출생까지를 출생 전기(prenatal period)라고 한다. 수정에서부터 임신, 출산의 과정을 거치는 동안 임산부와 태아는 상호작용을 통해 서로의 존재를 인식하고, 교감을 형성하게 된다. 태아기는 태아의 성장발달이 빠르게 진행되고, 임산부인 어머니에게 완전히 의존하는 시기이므로, 건강한 아이를 출산할 수 있도록 적절한 산전관리를 수행하는 것이 매우 중요하다.

(1) 심장과 순환기계

- 심장이 형성되고 3주째부터 뛰기 시작한다.
- 심장박동수 : 150회/분

(2) 비뇨기계

- 태아들의 90%는 수분임
- 비뇨기계는 첫 번째 달부터 기능하기 시작한다.

(3) 소화기계

- 출생 전 영양분은 태반순환을 통해 공급된다.
- 소화와 흡수 활동은 위장관에서 이루어지지 않는다.
- 출생 때는 침샘이 작다.

(4) 감각기관

- 태아 초기인 3~6주부터 감각을 느끼기 시작한다.

(5) 지방조직

- 출생에 빠르게 축적된다.
- 임신 중 일곱 번째 달에 최고를 기록한다.
- 미숙아들은 지방이 모자라 주름이 있고 수척해 보인다.

(6) 림프조직

- 산모의 자궁 내에서 마지막 달에 성장을 시작한다.
- 태아기에는 산모와 같은 수준이다.
- 출생 후 몇 달간 같은 수준을 유지한다.

(7) 호흡기계

- 출생 전 공기주머니에는 공기가 없다.
- 산소는 모체의 순환을 통해 공급된다.

(8) 골격계

- 머리에서 아래로 성장한다.
- 머리의 70%는 출생 전에 성장한다.
- 손과 손목의 뼈대는 연골로 형성된다.

(9) 근육조직

- 근육 형성이 시작된다.
- 임신 두 달째에 태아의 모습을 예측할 수 있다.

(10) 신경계

- 태내에서 급속도로 성장한다.
- 머리는 신체 다른 부위보다 빠른 속도로 성장한다.

(11) 생식계

- 생식기는 태아기부터 만들어진다.
- 태아 때는 남녀 모두 유방선이 발달한다.
- 여성 생식기(자궁)는 산모의 호르몬 자극에 의하여 출생 전에 급성장한다.

(12) 통합기관

- 체모, 피부, 피지선 모두 형성된다.
- 출생 후 피지선의 활동이 줄어든다.

[표 2-4] 태아기 발달 특성

기간	특징
4주	• 머리가 꼬리 쪽에 말려있다. • 간이 생성되고, 심장이 존재한다.
6~8주	• 심장의 심방이 발달한다. • 뇌, 얼굴이 발달한다. • 위장관, 비뇨생식기계, 기관이 형성된다.
9~12주	• 머리가 불균형적으로 크고, 뇌의 구조적인 형태가 나타난다. • 손가락, 발가락, 손톱, 발톱이 나타난다. • 골화가 나타나기 시작한다. • 자발적인 움직임이 나타난다.
13~16주	• 태아가 활발히 움직이고, 어머니는 태동을 느낄 수 있다. • 혈관이 보이고, 태반이 구별된다. • 심장의 혈액순환, 호흡기계의 움직임이 증가한다.
17~20주	• 태아의 심음을 청진기로 청취할 수 있다. • 두피의 모발, 눈썹이 보이고, 몸에 솜털이 존재한다.
21~24주	• 피부의 주름이 생기고, 피부가 분홍색을 나타낸다. • 태아가 호흡하려는 노력이 관찰된다.
25~28주	• 작은 거인처럼 보인다. • 두피의 모발이 발달한다. • 손톱, 발톱, 피하지방이 존재한다.
29~32주	• 분홍색의 피부, 가슴의 유륜 등이 보인다. • 피하지방이 축적된다. • 외부 소리에 반영할 수 있다.
33~36주	• 사지가 둥근 형태를 보인다. • 흰색의 피부, 발바닥의 금을 관찰할 수 있다.
37~40주	• 신체가 통통해지고, 얼굴에서 솜털이 사라진다. • 귀가 머리에서 돌출되어 명확히 확인할 수 있다. • 어머니로부터 항체를 획득한다.

2) 임산부의 산전관리

건강한 아이를 출산하기 위해서는 임신 전에 부부의 유전적 질환, 임신의 위험성, 질병 등에 대한 유전학적 상담을 진행하는 것이 좋다. 산전검사에는 임신초기 융모검사, 제대천자, 양수천자, 보균자검사, 초음파검사 등이 있으며, 임신기간 중에는 금연, 금주를 실천하는 것이 중요하다.

지역보건소를 통해 무료 검사가 실시되는 항목은 풍진항체검사, 혈액검사(B형 간염, 매독, 에이즈, 혈액형, 빈혈), 소변검사(임신여부, 임신성 당뇨병)이다.

(1) 임신초기검사

- 혈액검사, 소변검사, 간기능검사, 신장기능검사
- 자궁경부세포진검사
- 풍진검사
- 매독반응검사, 에이즈(AIDS)검사
- B형, C형 간염검사
- 갑상선기능검사

(2) 임신 9~14주

- 초음파검사
- 선천성 기형아 선별검사 : 더블마커검사
- 태아 염색체이상검사 : 융모막융모생검

(3) 임신 15~22주

- 선천성 기형아 선별검사 : 쿼드검사(Quad test)
- 태아 염색체이상검사 : 양수 검사(임신 17~22주)

(4) 임신 24~28주

- 임신성 당뇨검사
- 빈혈검사

(5) 임신 32~36주

- 태아 안녕 검사 : 태아의 심장박동

제3장

영아기 발달 특성과 건강증진

1. 영아기 발달 특성
2. 주요 건강문제
3. 건강관리

제3장

영아기 발달 특성과 건강증진

1. 영아기 발달 특성

영아기(infancy)는 출생부터 12개월까지를 말하며, 출생부터 4주까지는 신생아기, 1개월부터 12개월까지는 영아기로 다시 구분한다. 첫 4주간인 신생아기는 새로운 환경에 적응하는 시기로 생리적 조절과 안정이 중요한 시기이다. 영아기는 신체적 변화가 가장 큰 '제1급성장기'인 동시에 양육자와의 상호작용을 통해서 신뢰감과 대인관계가 형성되는 중요한 시기이다. 출생부터 4개월까지는 주로 먹고 자고 우는 것을 반복하며, 4개월부터 12개월까지는 물체를 손에 움켜쥐고, 입에 넣는 행동을 반복한다.

1) 신체적 특성

(1) 심장과 순환기계

- 심장은 신체의 다른 기관에 비해 천천히 성장한다.
- 심장의 무게는 1년 동안 2배 성장한다.
- 태아기의 구조는 사라지고 심장과 주요 혈관이 변화하며 혈액 양이 증가한다.
- 심장박동수는 분당 130회에서 분당 70~80회로 지속적으로 감소한다.

(2) 호흡기계

- 제대가 절단된 후, 자신의 호흡기관을 사용하기 시작한다.
- 영아기에는 호흡의 속도, 깊이가 불규칙하다.

- 연령이 증가할수록 호흡기관을 효율적으로 활용하게 된다.
- 폐활량, 호흡량이 증가한다. 즉 폐가 커지고 실제 공기양도 증가한다.

(3) 소화기계

- 소화기관은 출생 시 미발달 되어 있다.
- 위의 크기는 첫 달에 빠르게 커지고, 이후 지속적으로 성장한다.
- 위액의 산도는 유아기 때 약하나 점차 증가한다.
- 위산은 남아가 여아보다 더 많이 분비된다.
- 첫 3개월 동안 급격히 성장한다.
- 2세 정도에는 비교적 성인의 크기로 성장한다.

(4) 골격계

- 다리가 빠르게 성장하여 길어진다.
- 전체 신장 성장의 66%가 영아기에 이루어진다.
- 몸통의 성장이 가장 빠르고, 전체 성장의 60%가 이루어진다.
- 출생 시 손바닥의 뼈들이 골화된다.
- 손목관절이 골화되기 시작한다.

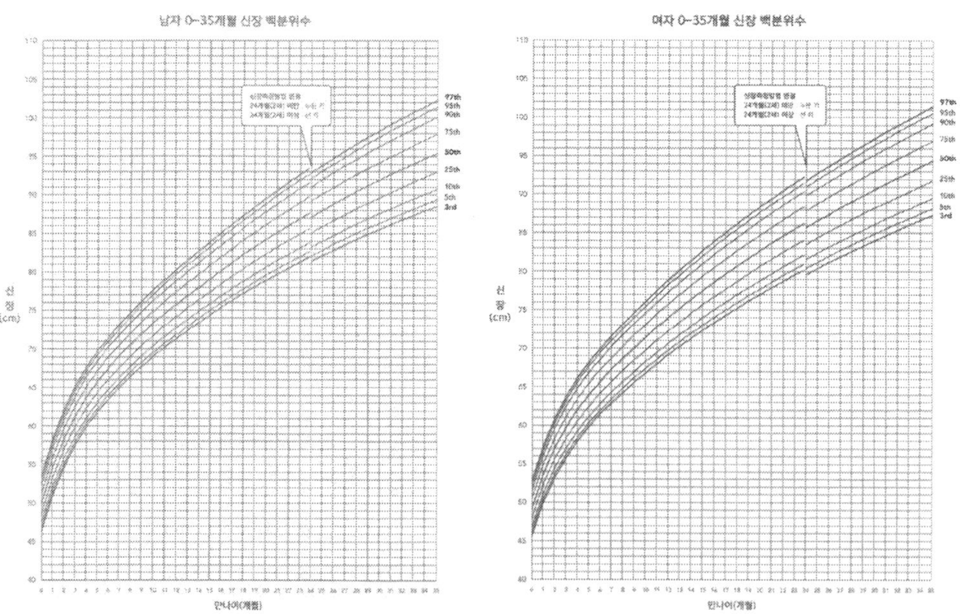

출처 : 질병관리청. (2020). 성장도표. https://knhanes.cdc.go.kr/knhanes/sub08/sub08_02.do

(5) 근육조직

- 영아기 때 빨리 성장하나, 아동기 때는 성장이 느려진다.

(6) 지방조직

- 첫 6개월 동안 급격히 증가한다.
- 남아, 여아 모두 1~7세 사이 지방조직이 감소한다.

(7) 림프조직

- 면역력이 증가한다.

(8) 신경계

- 출생 후 1년 이내에 모든 두뇌세포가 생성된다.
- 시간이 지날수록 크기가 증가한다.
- 축삭돌기(axons)의 수, 수상돌기(dendrites), 신경정보 시냅스(synapse) 증가한다.
- 모든 신경계가 급성장을 한다.
- 두뇌는 출생 후 급성장하여 2세에 성인의 90%까지 성장한다.
- 척추 신경이 완전히 성숙한다.

(9) 생식계

- 여아의 생식기(자궁)는 가지고 있으나, 그 기능을 하지 못한다.
- 자궁은 출생 시 무게의 반으로 퇴화한다.
- 남아의 고환은 작고 발육이 정지된 상태이다.
- 남아, 여아 모두 유방이 확장된다.
- 사춘기까지 남성호르몬(안드로겐)과 여성호르몬(에스트로겐)이 소량 분비된다.

(10) 비뇨기계

- 신생아의 배설물 중 70%는 수분이다.
- 출생 후 1년이 되어야 비뇨기계가 완전히 발달한다.
- 신장 조직은 출생 때 완전하지 않아서 체액과 전해질의 불균형이 자주 일어난다.

(11) 감각기관

- 촉각이 제일 먼저 발달하고, 청각, 시각 순으로 발달한다.
- 시각은 간단한 모양의 차이점을 인지하는 수준에서 점차 복잡한 패턴을 인지하는 수준으로 발전한다.
- 미각, 후각이 발달한다.

(12) 통합기관

- 피부는 성인의 구조를 가지고 있으나, 기능은 미숙하다.

2) 정서적 발달 특성

개인의 행동양식과 정서적 반응의 유형을 기질이라고 한다. 기질은 정서, 운동, 주의 집중, 반응성, 자기조절 등의 개인차에 기초하며, 기분과 자극에 대한 반응을 결정짓는 자신만의 독특한 기질을 갖고 태어난다. 이를 통해 까다로운 기질, 무난한 기질 등으로 특정짓게 된다.

애착은 생후 6~8개월 정도에 영아와 양육자 간의 친밀하고 강한 정서적 유대관계를 통해 형성된다. 애착에 관한 동물실험에서도 볼 수 있듯이 연령이 어릴수록 정서적으로 친밀감을 느낀 양육자의 품을 선호한다.

영아기의 정서적 특성은 시기별로 차이를 보인다. 출생 시에는 불편, 고통, 흥분 등으로 인한 정서적 감정이 표출되고, 이후 싫은 것, 좋은 것에 대한 감정이 표출된다.

[표 3-1] 영아기의 정서적 발달 특성

연령	정 서	
출생 시	• 불편함, 고통	• 관심, 흥분
출생~3개월	• 혐오, 싫음	• 슬픔
2~7개월	• 즐거움, 환희 • 분노	• 놀람 • 경계심, 두려움
7~18개월	• 심한 분노	

3) 심리사회적 발달 특성

영아기에는 처음으로 양육자와의 관계 형성이 이루어지는 시기로 영아의 요구에 대해 타인인 양육자가 어떻게 반응하는가에 따라 신뢰감이 형성되거나 불신감이 형성된다. 영아가 불편감을 호소하는 신호를 보낼 때, 그에 대해 민감하게 반응하여 불편감을 감소시켜 주면 타인에 대한 신뢰감을 형성하게 한다. 혹 양육자가 영아의 신호에 민감하게 반응하지 않거나 일관성 없게 행동하거나 돌봄을 거부하게 되면 타인에 대한 불신감이 형성되어 타인을 믿지 못하게 된다. 이러한 반응은 영아기 이후의 발달에 영향을 미치게 된다. 다시 말해 각 발달 단계에서 주어지는 대립적인 과제의 갈등을 최소화하고 성공적으로 과제를 성취할 때 최적의 발달이 이루어지게 된다.

4) 운동 발달 특성

영아기의 운동 발달은 뒤집기, 기기, 혼자 앉기, 서기, 걷기 등의 순서로 발달한다. 1개월에는 턱을 들고, 2개월에는 가슴을 들며, 3개월에는 물건을 만진다. 4개월에는 받쳐주면 앉고, 5개월에는 무릎에 앉고 물건을 잡는다. 6개월에는 매달여 있는 물건을 잡고, 7개월에는 혼자 앉으며, 8개월에는 도와주면 선다. 9개월에는 가구를 짚고 일어서며, 10개월에는 기어간다. 11개월에는 잡아주면 걷고, 12개월에는 의자를 잡고 일어선다. 13개월에 계단을 오르고, 14개월에 혼자 서며, 15개월에는 혼자 걷는다. 발달 속도는 개인 차가 존재하나, 발달 순서는 기는 것부터 시작하여 앉고, 서고, 걷는 순서로 진행된다.

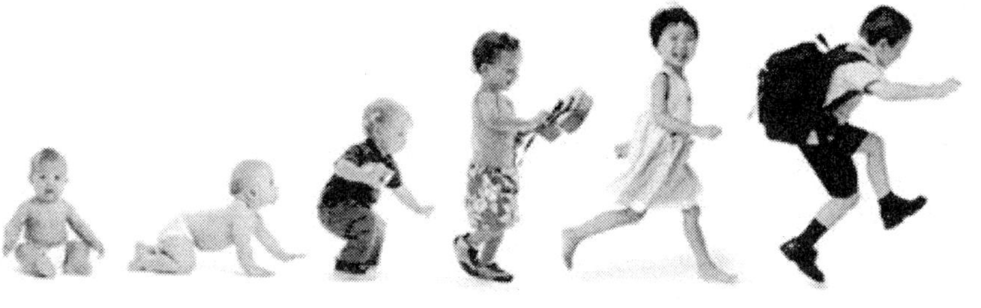

5) 인지적 발달 특성

출생부터 2세까지를 감각운동기(sensory-moter stage)라고 한다. 눈과 손, 귀, 입을 사용하여 빨기, 쥐기와 같은 신체적 행동을 통해 외부 세계를 탐색하고 인식한다. 이와 같은 반사행동은 점차 통제된 행동으로 변화하고 대상영속성이 발달하게 된다. 대상영속성은 물건이 보이지 않아도 존재한다는 사실을 이해하는 것으로, 양육자와 '엄마 없다~' 같은 놀이를 즐기게 된다.

○ **감각운동기(출생~2세)**

- 감각 경험과 신체활동을 통해 외부 세계를 인식한다.
- 대상영속성이 발달한다.

6) 발달 특성 검사

영아기의 발달 특성을 검사하기 위해 Denver scale(DENVER-II)을 활용한다. Denver scale은 1967년에 플랭캔버리(William K. Frankenbury)에 의해 'Denver Development Screening Test(덴버발달선별검사, DDST)'로 개발되었다. 1990년에 학령전기 아동의 인지-행동적 문제를 평가하기 위해 개정하였다. 덴버발달선별검사(DDST)는 의료인, 교사, 아동학자들이 출생 시부터 6세까지 아동의 발달수준을 모니터하기 위해 고안하였다.

한국형 DENVER-II 검사(덴버발달선별검사, DDST)는 출생 시부터 6세까지의 건강한 아동을 대상으로 해당 연령별 검사 항목에 대한 아동의 수행정도를 평가하고 있다. 한국형 덴버발달선별검사(DDST)는 발달 상 문제가 있을 가능성이 높은 아동 또는 발달이 지연되고 있는 아동을 선별하는데 활용되고 있다.

(1) 검사 항목

덴버발달선별검사(DDST)는 개인사회 발달영역(미소 등), 미세운동 및 적응발달영역(움쳐쥐기, 구르기 등), 언어발달 영역(단어의 조합 등), 운동발달 영역(대근육운동, 걷기 등)으로 구성되어 있고, 각 발달 영역별 발달수준을 평가하기 위한 110항목과 5개 검사 행동 항목을 포함하고 있다.

110개 발달 평가 항목	• 개인사회 발달영역(22) • 미세운동 및 적응발달영역(27) • 언어발달 영역(34) • 운동발달 영역(27)

(2) 검사방법

검사 순서는 유동적이며, 아동의 반응에 따라 순서를 조정할 수 있다. 아동의 자연스러운 행동에 주의를 기울이고, 쉽게 수행할 수 있는 검사를 먼저 수행한다. 각 항목 수행 시 '실패'로 결정하기 전에 동일 검사항목에 대해 3번까지 수행 기회를 준다. 각각의 검사 항목에 대해 통과(P, Pass)와 실패(F, Fail), 기회 없음(NO, No Opportunity), 거부(R,

Refusal)로 표기하며, 검사 종료 후, 검사 시 아동의 행동 양상을 평가하여 이전의 수행과 비교한다.

(3) 결과 해석

검사 결과는 정상발달, 의심스런 발달, 검사 불능으로 해석한다. 정상발달은 지연항목이 없고, 주의 항목이 최대 1개인 경우이며, 다음 방문 시 검사를 수행해도 되는 경우이다. 의심스런 발달은 1개의 지연 항목과 2개 또는 그 이상의 주의 항목이 있는 경우이고, 공포, 질병, 피곤함 같은 일시적 요소의 영향을 배제하기 위해 1~2주 이내에 재검사를 수행해야 하는 경우이다. 검사 불능은 완전히 연령선 왼쪽의 항목에서 1개 이상의 거부 또는 75~90% 사이의 연령선이 지나는 항목에 2개 이상의 'R' 점수가 있는 경우로 1~2주 이내에 재검사를 수행해야 하는 경우이다.

[표 3-2] 영유아, 학령전기 아동의 발달 선별 검사 도구

도구의 종류	적용연령	검사방법	평가항목	출처
한국형 DENVER-II	0~6세	아동관찰, 부모 보고	개인-사회성, 미세운동-적응, 언어발달, 운동발달	Frnakenburg (1992)
한국형 0~5세 영유아발달선별검사 (K-CDR)	0~5세	영유아 관찰, 부모 보고	사회성, 자조행동, 대근육 운동, 소근육운동, 언어발달	Ireton &Vader (2004)
한국형영유아 발달검사	0~5세	부모 보고	조대운동, 미세운동, 개인-사회성, 언어발달, 인지-적응	대한소아과학회 (2002)
한국판 DIAL-3	3~6세	부모 보고	운동, 인지, 언어, 자조, 사회, 심리사회적 행동	Mardell-Czdnowski & Goldenberg (2003)
한국형 Agesand Stages Questionnaire (K-ASQ)	4~5세	부모 보고	의사소통, 큰운동, 작은운동, 문제해결, 개인-사회성	서울 장애인 종합복지관 (2000)
조기설별검사 (ESI-R)	3~4.5세 4.5~6세	영유아관찰	시각-운동/적응, 언어 및 인지, 대근육	Meisels 등 (1997)

• K-CDR : Korean-Child Development Review
• 한국형 DENVER-Ⅱ, K-CDR

덴버발달선별검사
(Denver Developmental Screening Test : DDST)

1) 검사 목적

발달장애가 있을 가능성이 있는 아동을 조기에 선별하는 것으로써 뚜렷한 증세는 없으나 발달장애가 있을 가능성이 있는 유아를 선별하는 데에 그 목적이 있다. 주관적으로 장애가 의심이 될 때 이를 객관적으로 확인할 수 있는 자료로 사용되며, 주산기 이상과 같은 고위험률이 있는 유아를 추적하고 관찰할 수 있는 자료로도 사용될 수 있다.

2) 검사형태 및 시간

개인용 검사이며, 검사에 필요한 시간은 10~20분이다.

3) 검사구성

한국형 Denver-II는 125항목으로 구성된 원 검사 항목 중 표준화 과정에서 통과 연령 범위가 넓거나 문화적 해석에 문제가 있는 항목을 제외하고 110항목으로 구성되었다. 검사는 개인사회발달영역 22문항, 미세운동 및 적응발달 영역 27문항, 언어발달영역 34문항, 운동발달 영역 27문항으로 이루어졌다. 또한 5개의 '검사행동' 항목을 포함하는데 이것은 검사자가 주관적으로 검사도중 아동이 보이는 전반적 행동을 사정하도록 도와준다.

개인성, 사회성	유아가 다른 사람과 관계를 유지하고 자기 자신을 돌볼 수 있는 능력을 검사한다.
미세운동, 적응성	유아가 손을 이용하여 물건을 집거나 그림그리기 등의 능력을 가지고 있는지 검사한다.
언어	명려을 듣고, 수행하고, 또 말할 수 있는 능력을 검사한다.
전체운동	앉고, 걷고, 뛰는 능력을 검사한다.

4) 검사도구

이 검사를 위하여 필요한 것은 검사용지와 검사설명서, 그리고 몇 가지의 검사용구이다.

전체적으로 필요한 검사용구는 다음 표에 나타난 것과 같고, 대상유아의 연령에 따라 필요한 용구는 달라진다, Denver-II에 제공된 도구들의 다른 것으로의 대치는 검사의 신뢰성을 감소시킨다. 단 건포도는 비슷한 모양의 시리얼로 대치할 수 있다.

1. 빨간색 털실뭉치(직경 약 10cm 정도)
2. 건포도 몇개(같은 크기로 된 검은색의 잡기 쉬운 물건으로 대응될 수 있음)
3. 손잡이가 가느다란 딸랑이 장난감 1개
4. 가로, 세로, 높이 2.5cm의 적목 10개(빨강, 노랑, 파랑, 주황, 초록 각 2개씩)
5. 빨간 색연필 1개
6. 작은 종 1개
7. 정구공 1개
8. 작은 플라스틱 인형

2. 주요 건강문제

1) 영아사망률

우리나라의 영아사망률은 1993년에 출생아 1,000명당 9.9명이었으나, 2002년에 5.3명, 2014년에 3.0명, 2018년에 2.7명으로 감소하고 있다. 2014년의 영아사망률은 출생아 1,000명당 3.0명, 출생전후기 사망률은 출생아 1,000명당 3.1명이 이었으나, 모성사망비는 출생아 100,000명당 11명이었다.

- 1993년 : 9.9
- 1996년 : 7.7
- 1999년 : 6.2
- 2002년 : 5.3
- 2007년 : 3.5
- 2011년 : 3.0
- 2014년 : 3.0
- 2016년 : 2.9
- 2017년 : 2.8
- 2018년 : 2.7

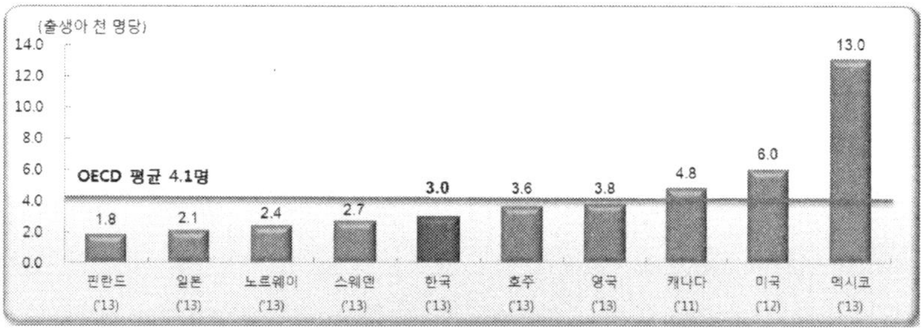

[그림 3-1] OECD 국가 영아사망률 비교(2014)

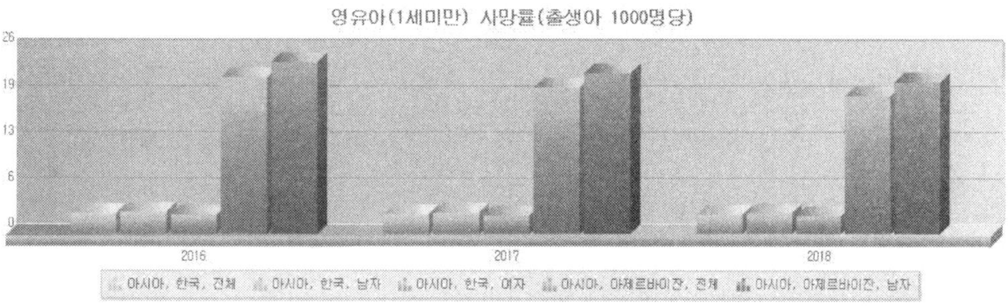

출생전후기 사망률인 28주 이상의 태아 사망과 7일 미만 신생아 사망을 살펴보면, 2009년에 출생아 1,000명당 3.5명에서 2014년 출생아 1,000명당 3.1명으로 감소하였다. 신생아기의 주요 사망원인은 출생전후기에 기원한 특정 병태이나, 영아기의 사망원인은 선천기형, 변형 및 염색체 이상, 출생전후기에 기원한 특정 병태, 달리 분류되지 않은 증상, 징후와 임상 및 검사의 이상소견 등으로 사망 원인에 차이가 있다.

[표 3-3] 생존기간별 사망원인 대분류별 영아사망자 수 및 구성비(2014년) (단위 : 명, %)

사 망 원 인	신생아기		신생아후기		전체	
	사망자 수	구성비	사망자 수	구성비	사망자 수	구성비
전 체	743	100.0	562	100.0	1,305	100.0
출생전후기에 기원한 특정병태	550	74.0	140	24.9	690	52.9
– 임신기간 및 태아발육과 관련된 장애	27	3.6	3	0.5	30	2.3
– 신생아의 호흡곤란	203	27.3	11	2.0	214	16.4
– 신생아의 기타 호흡기 병태	47	6.3	41	7.3	88	6.7
선천기형, 변형 및 염색체 이상	133	17.9	153	27.2	286	21.9
– 심장의 선천 기형	34	4.6	66	11.7	100	7.7
달리 분류되지 않은 증상, 징후와 임상 및 검사의 이상소견	39	5.2	133	23.7	172	13.2
– 영아급사 증후군	5	0.7	75	13.3	80	6.1
질병이환 및 사망의 외인	3	0.4	49	8.7	52	4.0
– 기타 불의의 호흡위협	1	0.1	22	3.9	23	1.8
– 가해	1	0.1	5	0.9	6	0.5
기타 나머지 질환	18	2.4	87	15.5	105	8.0

2) 성장 지연

(1) 성장 지연의 징후

영아기에는 출생 후 3개월까지 발을 벌리고 손가락을 밖으로 펼쳤다가 무엇을 껴안듯이 다시 몸 쪽으로 팔과 다리를 움츠리는 모로반사가 나타난다. 모로반사와 같은 신생아의 반사운동은 생후 3개월 정도가 되면 자연스럽게 없어진다.

만약 4개월 이후까지 모로반사가 진행된다면 성장 지연을 의심해 볼 수 있다. 영아기의 성장 지연의 징후는 다음과 같다.

- 영아가 큰 소리에 반응하지 않는다.
- 영아가 3개월 이후까지 어머니의 목소리에 미소로 답하지 않는다.
- 모로반사가 4개월 이후까지 지속된다.
- 영아가 4개월까지 물건을 당거나 잡지 못한다.
- 영아의 경직성 목반사가 5개월 이후에도 남아 있다.
- 영아가 5개월까지 양방향으로 몸을 뒤집지 못한다.
- 영아가 6개월까지 도움없이 앉지 못한다.

- 영아가 11개월까지 서지 못한다.
- 영아가 1세까지 대상이나 그림을 가리키지 못한다.
- 영아가 1세까지 인사를 위해 손을 흔들거나 긍정을 나타내기 위해 고개를 끄덕이는 간단한 몸짓을 하지 못한다.

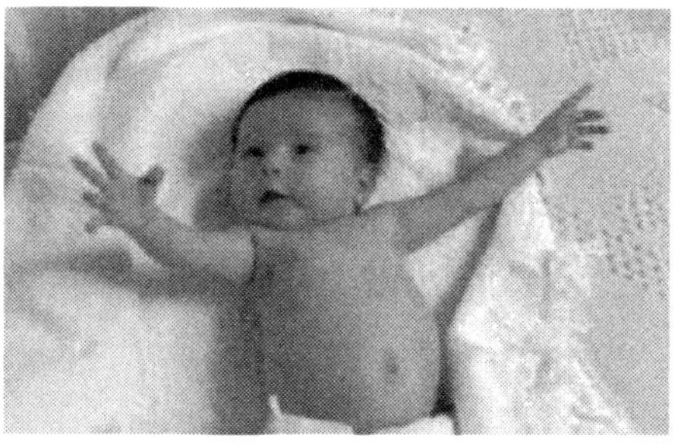

[그림 3-2] 영아의 모로반사

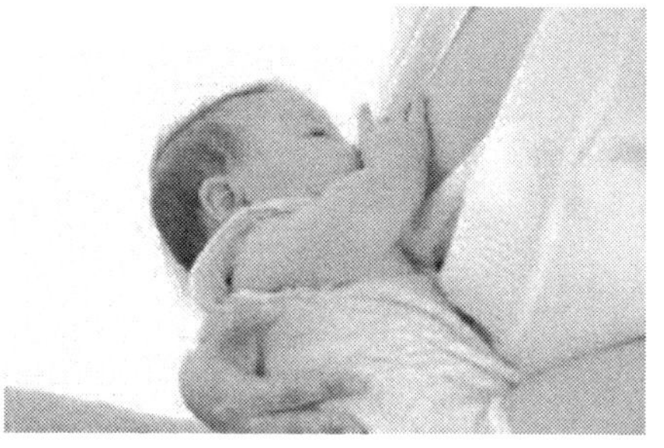

[그림 3-3] 모유 수유

(2) 영아기 성장 발달 관련 문제

- 엄지 빨기
- 낯가림
- 분리 불안
- 수면 장애

3. 건강관리

1) 예방접종

예방접종은 특정 질병에 대해 우리 몸이 면역을 가지도록 하는 방법으로, 생후 12개월까지의 필수예방접종 대상 감염병은 BCG, B형간염, 디프테리아, 파상풍, 백일해, 폴리오, b형헤모필루스인플루엔자, 폐렴구균, 홍역, 유행성이하선염, 풍진, 수두, A형간염, 일본뇌염, 인플루엔자 등이다. '감염병 예방 및 관리에 관한 법률'에 의거하여 실시하는 필수예방접종의 일정표는 다음과 같다.

[표 3-4] 국가예방접종일정표

대상 감염병	백신종류 및 방법	횟수	시기
결핵	BCG	1	출생~1개월 이내(생후 4주 이내)
B형간염	HepB	3	출생~1개월 이내, 1개월, 6개월
디프테리아, 파상풍, 백일해	DTaP	5	2개월, 4개월, 6개월, 15~18개월, 만4~6세
	Tdap/Td	1	만11~12세
폴리오	IPV	4	2개월, 4개월, 6~18개월, 만4~6세
b형헤모필루스 인플루엔자	Hib	4	2개월, 4개월, 6개월, 12~15개월
폐렴구균	PCV	4	2개월, 4개월, 6개월, 12~15개월
	PPSV	-	24개월부터 고위험군에 한하여 접종
홍역, 유행성이하선염, 풍진	MMR	2	12~15개월, 만4~6세
수두	VAR	1	12~15개월
A형간염	HepA	2	12~23개월(1~2차)
일본뇌염	IJEV	5	12~23개월(1~2차), 24~35개월, 만6세, 만12세
	LJEV	2	12~23개월, 24~35개월
사람유두종바이러스 감염증	HPV	2	만11~12세(1~2차)
인플루엔자	IIV	-	6개월부터 매년 접종

(1) 예방접종 시 주의사항

- 소아과 전문의의 검진을 통해 유아에게 열은 없는지 확인할 것
- 현재 유아가 다른 질병에 감염되어 있지 않은지 확인할 것
- 이전에 같은 예방접종을 했을 때 특이한 반응은 없었는지 미리 확인할 것
- 예방접종 전에는 접종 부위를 청결히 한 후, 접종하여 감염을 방지할 것
- 예방접종 후 2일 정도는 목욕을 삼가할 것
- 예방접종 후 별다른 이상이 있는지를 관찰하고, 이상을 발견했을 때는 전문의의 지시를 따를 것

2) 건강검진

국가는 영아기, 유아기의 건강관리를 위해 영유아건강검진사업을 실시하고 있다. 건강검진사업은 생후 4~6개월, 9~12개월, 18~24개월, 30~36개월, 42~48개월, 54~60개

월, 66~71개월에 총 7차에 걸쳐 실시하고 있다. 만 1세까지의 영아기에 실시하는 건강검진은 1차, 2차 건강검진으로 문진 및 진찰, 신체계측, 발달평가 및 상담, 건강교육이 검진 항목에 포함되어 있다.

[표 3-5] 영아기 건강검진

검진시기	검진항목	검진방법	예방접종
1차 (생후 4~6개월)	문진 및 진찰	문진표, 진찰, 청각 및 시각문진, 시각검사	DTaP, 폴리오, B형간염, 인플루엔자, 뇌수막염
	신체계측	키, 몸무게, 머리둘레	
	건강교육	안전사고 예방, 영양, 수면	
2차 (생후 9~12개월)	문진 및 진찰	문진표, 진찰, 청각 및 시각문진, 시각검사	MMR, 수두, 일본뇌염, 뇌수막염
	신체계측	키, 몸무게, 머리둘레	
	발달평가 및 상담	검사도구에 의한 평가 및 상담	
	건강교육	안전사고 예방, 영양, 구강	

3) 영양관리

영아기는 빨기반사, 연하반사, 포유반사 등의 반사운동에 의해 음식을 섭취하여 영양을 보충한다. 영아의 영양 요구는 어머니의 모유 또는 분유, 이유식 등을 통해 충족된다. 특히 모유 수유는 분유(인공) 수유와 비교하여 영아의 건강을 증진시킬 수 있는 다양한 장점을 지니고 있다. 모유 수유는 분유 수유에 비해 특별한 준비가 필요 없고, 저렴하며, 소화가 잘 되어 위장 문제를 유발하는 일이 적고 알레르기성 반응도 적게 나타난다. 어머니와의 유대감을 증진시키고, 모체부터 면역 관련 요소를 획득할 수 있다는 장점이 있다. 반면 분유 수유는 섭취량을 일정하게 조절할 수 있는 장점이 있으나, 우유, 주스 등에 포함된 당분 섭취로 인해 치아 표면이 약해지는 치아우식증, 우유병 충치 증후군을 유발할 수 있다.

이유식은 6개월 정도부터 시작하며 철분이 강화된 음식을 제공한다. 6개월부터는 반고형식을 삼킬 수 있으므로, 갈아낸 과일 또는 야채를 제공하고, 한 입 크기로 조각낸 치즈, 국수 등의 부드러운 음식을 제공한다.

[표 3-6] 모유 수유와 분유 수유

구분	모유 수유	분유(인공) 수유
장점	준비가 필요 없다. 저렴하거나 무료다.	어머니가 자유로운 시간을 가질 수 있다.
	모유가 좀 더 잘 소화되기 때문에 위장 문제를 유발하는 일이 적고 알레르기성 반응도 더 적게 유발한다.	아버지가 아기에게 수유하며 유대를 증진시킬 수 있다.
	어머니와의 유대감을 증진시킨다.	어머니의 식이가 아기에게 영향을 미치지 않는다.
	아기가 모체로부터 면역 관련 요소를 획득한다.	먹을 양을 이미 결정하고 먹일 수 있다.
	모체 자궁 수축, 자궁 퇴축촉진, 월경 지연	
단점	어머니가 반드시 있어야 한다. 혹은 사전에 모유를 미리 짜 두어야 한다.	준비가 필요하다. 돈이 든다.
	다른 사람이 아기에게 수유할 수 없다. (미리 짜 둔 모유 혹은 분유를 추가로 먹이는 경우 제외)	분유가 모유에 비해 소화가 잘 되지 않는다.
	아기가 먹는 양을 알 수 없다.	포화지방이 많다.

출처 : 정연 등 역. (2015). 인간발달과 건강증진. p.136. (일부 발췌)

4) 수면관리

수면은 성장에 도움을 주기 때문에 성장속도가 빠른 영아기에는 충분한 수면을 취하는 것이 중요하다. 신생아기에는 하루에 20시간 정도의 수면을 취하고, 개월이 증가할수록 12시간까지 점차 줄어든다. 영아기는 체력 보충을 위해 아침, 오후 낮잠을 자는데, 영아가 뚜렷한 이유없이 수면 중에 사망하는 것을 영아돌연사증후군(Sudden Infant Death Syndrome, SIDS)이라고 한다. 세계적으로 1,000명의 영아 중 1~3명이 영아돌연사증후군(SIDS)으로 사망하고, 생후 1~4개월 사이에 가장 많이 발생한다. 신생아 및 영아의 수면 유형은 정상적인 수면, 불규칙한 수면, 기면상태, 각성상태, 깨어나서 우는 상태 등으로 구분한다. 정상적인 수면은 눈을 감고 정상적으로 호흡하면서 잠을 자는 상태이고, 불규칙한 수면은 몸을 꿈틀거리고 끙끙거리며 호흡이 불규칙한 수면상태이다. 기면상태는 눈을 반쯤 뜨고 자면서 호흡이 불규칙한 상태이고, 각성상태는 눈으로 물체를 보며 몸과 사지를 움직이는 상태이다. 영아의 성장에 도움을 주기 위해서는 충분한 수면을 취할 수 있도록 편안한 분위기를 조성하고 수면을 방해하는 과도한 자극을 제거해 준다.

제4장

유아기 발달 특성과 건강증진

1. 발달 특성
2. 주요 건강문제
3. 건강관리

제4장

유아기 발달 특성과 건강증진

1. 발달 특성

만 1세부터 6세까지를 유아기(early childhood)라고 하며, 이 시기에는 자율성과 솔선감이 발달하고, 급속한 언어발달로 사고의 범위가 확대되며, 급격한 사회성 발달로 기본적 사회화 과정이 달성된다. 이 시기에 역할학습이 수행되고, 자기조절과 통제, 독립성을 습득하며, 자가개념이 발달하기 시작한다.

1) 신체적 발달 특성

(1) 심장과 순환기계

- 심장은 신체의 다른 기관에 비해 천천히 성장한다.
- 심장박동수는 분당 130회에서 분당 70~80회로 지속적으로 감소한다.

(2) 호흡기계

- 연령이 증가할수록 호흡기관을 효율적으로 활용하게 된다.
- 폐활량, 호흡량이 증가한다. 즉 폐가 커지고 실제 공기양도 증가한다.

(3) 소화기계

- 2세 정도에는 비교적 성인의 크기로 성장한다.

(4) 근골격계

- 뼈의 밀도와 강도가 증가한다.
- 18개월에 대천문이 닫히며 두개골이 완전히 봉합된다.
- 2세부터 사춘기까지 1년에 키가 5~7cm, 체중은 2~3Kg 증가한다.
  - 2세: 신장(키) 약 86cm, 체중 12Kg

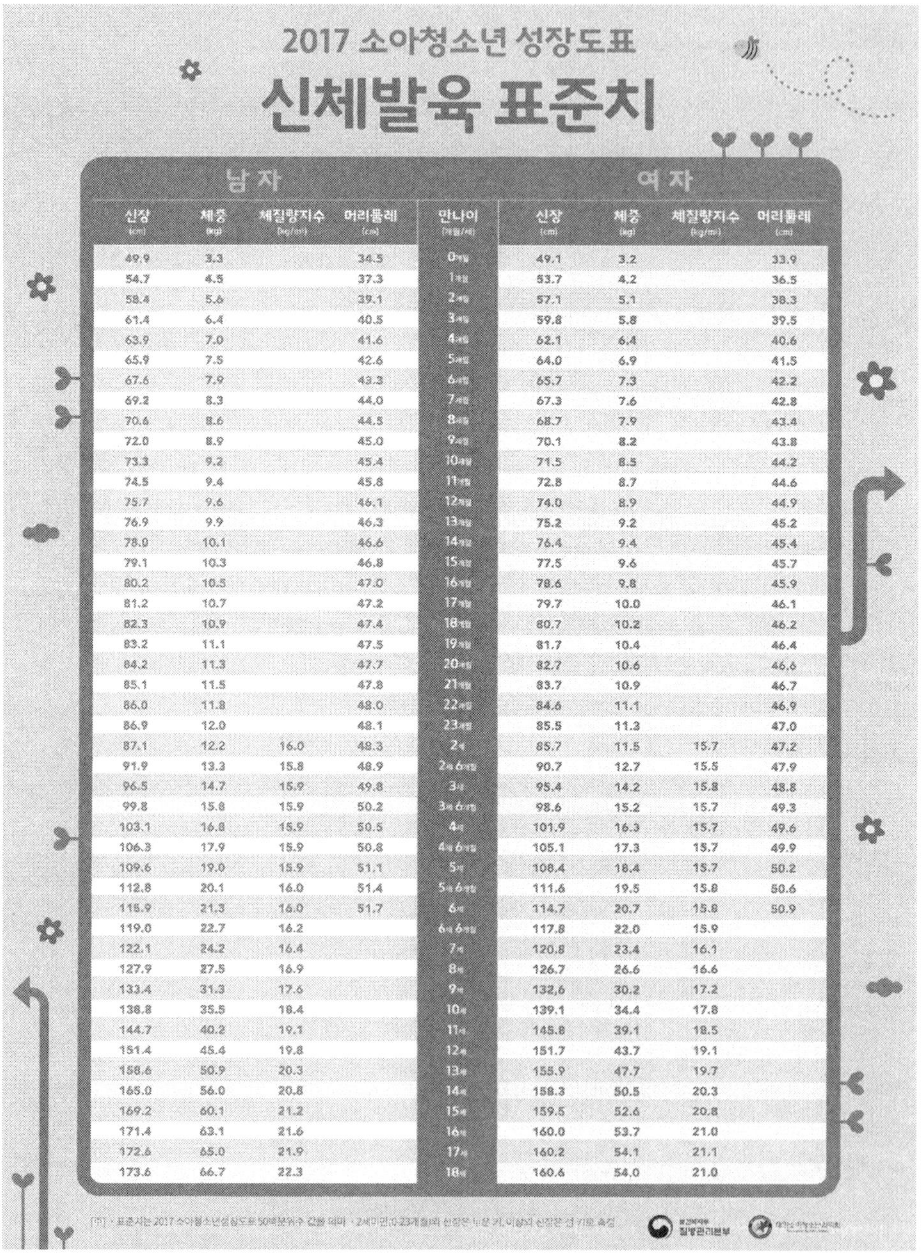

남자 신장 (cm)	남자 체중 (kg)	남자 체질량지수 (kg/m²)	남자 머리둘레 (cm)	만나이 (개월/세)	여자 신장 (cm)	여자 체중 (kg)	여자 체질량지수 (kg/m²)	여자 머리둘레 (cm)
49.9	3.3		34.5	0개월	49.1	3.2		33.9
54.7	4.5		37.3	1개월	53.7	4.2		36.5
58.4	5.6		39.1	2개월	57.1	5.1		38.3
61.4	6.4		40.5	3개월	59.8	5.8		39.5
63.9	7.0		41.6	4개월	62.1	6.4		40.6
65.9	7.5		42.6	5개월	64.0	6.9		41.5
67.6	7.9		43.3	6개월	65.7	7.3		42.2
69.2	8.3		44.0	7개월	67.3	7.6		42.8
70.6	8.6		44.5	8개월	68.7	7.9		43.4
72.0	8.9		45.0	9개월	70.1	8.2		43.8
73.3	9.2		45.4	10개월	71.5	8.5		44.2
74.5	9.4		45.8	11개월	72.8	8.7		44.6
75.7	9.6		46.1	12개월	74.0	8.9		44.9
76.9	9.9		46.3	13개월	75.2	9.2		45.2
78.0	10.1		46.6	14개월	76.4	9.4		45.4
79.1	10.3		46.8	15개월	77.5	9.6		45.7
80.2	10.5		47.0	16개월	78.6	9.8		45.9
81.2	10.7		47.2	17개월	79.7	10.0		46.1
82.3	10.9		47.4	18개월	80.7	10.2		46.2
83.2	11.1		47.5	19개월	81.7	10.4		46.4
84.2	11.3		47.7	20개월	82.7	10.6		46.6
85.1	11.5		47.8	21개월	83.7	10.9		46.7
86.0	11.8		48.0	22개월	84.6	11.1		46.9
86.9	12.0		48.1	23개월	85.5	11.3		47.0
87.1	12.2	16.0	48.3	2세	85.7	11.5	15.7	47.2
91.9	13.3	15.8	48.9	2세 6개월	90.7	12.7	15.5	47.9
96.5	14.7	15.9	49.8	3세	95.4	14.2	15.8	48.8
99.8	15.8	15.9	50.2	3세 6개월	98.6	15.2	15.7	49.3
103.1	16.8	15.9	50.5	4세	101.9	16.3	15.7	49.6
106.3	17.9	15.9	50.8	4세 6개월	105.1	17.3	15.7	49.9
109.6	19.0	15.9	51.1	5세	108.4	18.4	15.7	50.2
112.8	20.1	16.0	51.4	5세 6개월	111.6	19.5	15.8	50.6
115.9	21.3	16.0	51.7	6세	114.7	20.7	15.8	50.9
119.0	22.7	16.2		6세 6개월	117.8	22.0	15.9	
122.1	24.2	16.4		7세	120.8	23.4	16.1	
127.9	27.5	16.9		8세	126.7	26.6	16.6	
133.4	31.3	17.6		9세	132,6	30.2	17.2	
138.8	35.5	18.4		10세	139.1	34.4	17.8	
144.7	40.2	19.1		11세	145.8	39.1	18.5	
151.4	45.4	19.8		12세	151.7	43.7	19.1	
158.6	50.9	20.3		13세	155.9	47.7	19.7	
165.0	56.0	20.8		14세	158.3	50.5	20.3	
169.2	60.1	21.2		15세	159.5	52.6	20.8	
171.4	63.1	21.6		16세	160.0	53.7	21.0	
172.6	65.0	21.9		17세	160.2	54.1	21.1	
173.6	66.7	22.3		18세	160.6	54.0	21.0	

출처 : 질병관리청. (2020). 성장도표. https://knhanes.cdc.go.kr/knhanes/sub08/sub08_02.do

- 3세: 신장 약 95cm, 체중 14.6Kg

- 팔다리가 몸통보다 빨리 성장하여 전체적인 신체의 비율이 변화한다.
  - 2세: 배가 튀어나온 외형, 배가 크고 요추 굴곡이 심하나, 점차 사라진다.
  - 3세: 복부 근육이 강화되어 기립 자세가 가능해진다.
- 둔부가 안쪽으로 회전하여 내전된 발 위치가 형성된다.
- 발이 몸의 중앙 쪽으로 위치하여 안정된 자세와 걸음걸이가 형성된다.

(5) 지방조직

- 남아, 여아 모두 1~7세 사이 지방조직이 감소한다.

(6) 림프조직

- 유아기와 학령전기 때 가장 빠르게 성장한다.
- 면역력이 증가한다.

(7) 신경계

- 두뇌는 출생 후 급성장하여 2세에 성인의 90%까지 성장한다.

(8) 생식계

- 여아의 생식기(자궁)는 가지고 있으나, 그 기능을 하지 못한다.
- 남아의 고환은 작고 발육이 정지된 상태이다.

(9) 감각기관

- 시력이 발달하고, 눈의 근육이 강화된다.
- 청력이 발달한다.
- 상기도의 미생물이 중이로 넘어가 귀 감염을 발생시킨다.

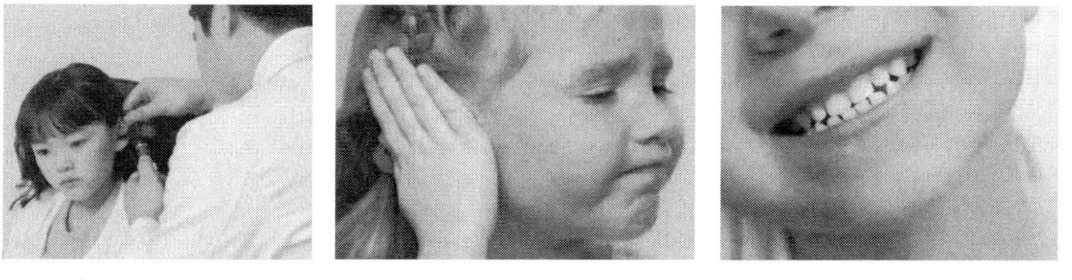

(10) 치아

- 2.5세에 20개의 유치가 난다.

2) 정서적 발달 특성

유아기에는 분리불안(separation anxiety)이 감소하여 엄마와 잠깐 떨어질 수 있다. 자신의 것에 대한 소유욕을 보이고, '내 꺼~'라는 말을 자주 한다. 자율적인 행동이 강화되어 스스로 옷을 입고 벗을 수 있고, 거의 완전히 대소변을 가릴 수 있게 된다. 이 때는 부모의 행동을 모방하고, 옳고 그름에 대한 인식이 생기므로, 부모의 일관성 있는 지시와 훈육이 유아의 도덕적 판단을 강화시킨다. 유아의 자아존중감을 높이기 위한 방법은 다음과 같다.

- 아이의 욕구를 즉각적으로 들어준다.
- 아이와 특별한 시간을 함께 보낸다.
- 작은 실수는 모른 척 해준다.
- 주의 깊게 들어준다.
- 긍정적인 관심을 보인다.
- 아이가 아닌 행동에 초점을 둔다.
- 긍정적인 피드백을 준다.
- 적절한 의사소통을 한다.
- 필요 시 사과를 한다.

3) 심리사회적 발달 특성

발달 단계별 갈등에 대처하게 되면 시기별 과제를 성공적으로 완수할 수 있게 된다. 1~3세에는 자율성 대 수치심, 회의감이 형성되고, 3~6세에는 주도성 대 죄의식이 발달한다.

1~3세에는 혼자 걷기, 먹기 등과 같은 운동 능력이 발달되고 주변 환경을 적극적으로 탐색하고 선택하는 과정에서 자율성이 발달하게 된다. 반면 자신이 잘 통제되지 않을 경우 수치심 또는 회의감을 갖게 된다. 다시 말해 독립적인 문제해결을 통해 자신감과 자율성을 획득할 수 있으나, 문제해결에 실패하게 되면 수치심, 의심, 회의감 등을 갖게 된다.

3~6세에는 스스로 세운 목표와 계획을 성공적으로 완수하기 위해 주도성이 발달한다.

발달이 미숙하여 실패를 경험하게 되면 사회적 기준에 도달하지 못해 죄의식을 느끼게 된다. 즉 큰 과제를 계획하고 해결하는 과정에서 주도성을 얻거나 죄책감을 갖게 된다.

4) 운동 발달 특성

유아기에는 환경에 적응하는 운동 조절능력을 습득한다. 15개월에는 혼자 걷기, 제한된 균형잡기, 계단 기어오르기, 수저 잡기 등을 할 수 있고, 18개월에는 두 발로 계단 오르기, 의자에 앉기, 양말 벗기 등을 할 수 있다. 24개월이 되는 2세 때는 계단을 두 발을 번갈아가며 사용하여 오를 수 있고, 큰 공을 찰 수 있다. 양손으로 공 잡기, 공 던지기가 가능하며, 수저로 음식물을 뒤집을 수 있다.

36개월이 되는 3세에는 팔짝 뛰거나 한 발로 설 수 있고, 한 발로 균형을 잡을 수 있다. 두 발로 점프도 하고, 계단도 오르며, 세발자전거를 탈 수 있다. 신발끈을 묶거나 간단한 그림을 그릴 수 있고, 블록으로 탑을 쌓을 수 있다.

4세가 되면 운동기술이 점점 좋아져 한 손으로 펜을 잡고 형체를 따라 그림을 그릴 수 있고, 5세가 되면 대부분의 기술을 구사할 수 있으며, 눈과 손의 조합이 이루어져 정교한 소근육 운동의 통제력을 갖게 된다.

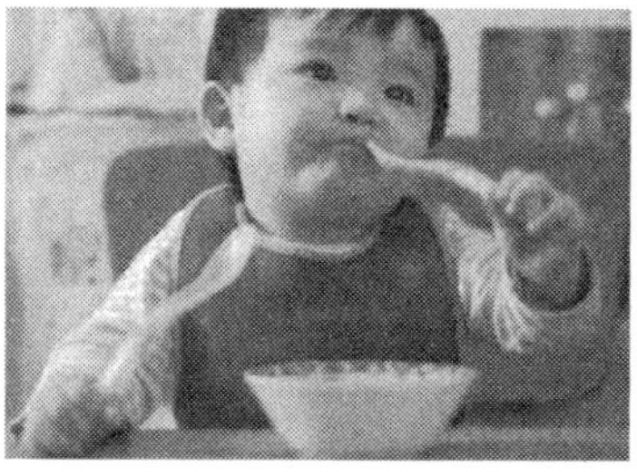
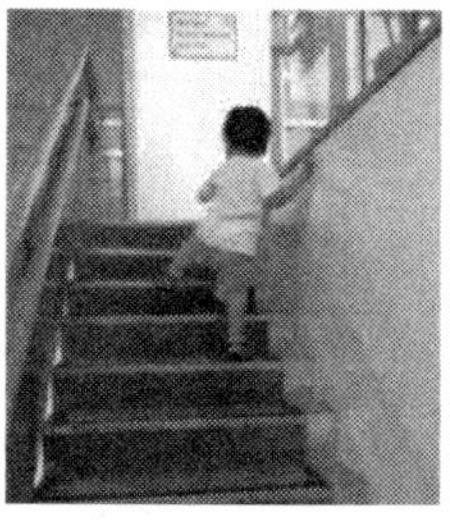
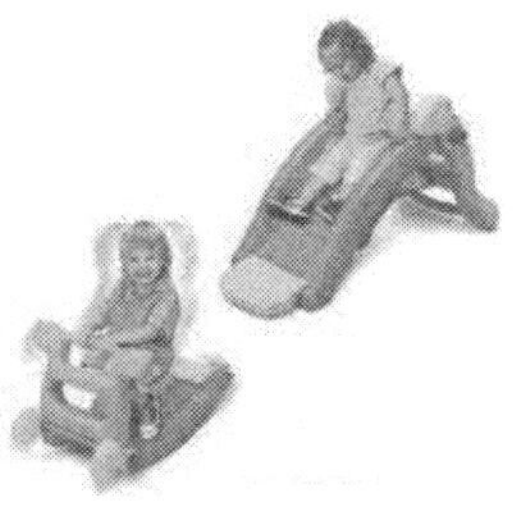

[표 4-1] 연령별 운동 발달 특성

연령	발달 특성
출생~4개월	• 먹고 자고 운다.
4~12개월	• 물체를 손에 움켜쥐며 입에 넣는다.
1~2세	• 기어오르고 탐색하고 문과 서랍 등을 연다. • 물건을 분해하고 놀이를 즐긴다.
2~3세	• 불에 흥미를 갖는다. • 끊임없이 움직이고 혼자 입으려 한다. • 제재 받는 것을 못 참고 모방행동과 탐색행동을 한다.

3~6세	• 주변 뿐 만 아니라 이웃 동네까지 행동 범위가 확대되어 성인의 시야에서 벗어나기 쉽다. • 자전거를 즐겨 타거나 기어오르기 즐긴다.
6~12세	• 모방놀이가 확장되어 활동적인 운동을 즐긴다. • 감독보다는 가르침(교육)이 수행되어야 한다.

[표 4-2] 대근육과 소근육의 운동 발달 특성

연령	대근육운동	소근육운동
15개월	• 혼자 걷기 • 제한된 균형잡기 • 계단 기어오르기	• 수저 잡기
18개월	• 두 발로 계단 오르기 • 의자에 앉기	• 양말, 신발, 모자 벙어리장갑 벗기
24개월 (2세)	• 두 발을 번갈아가며 사용하여 계단을 오름 • 큰 공을 찰 수 있음 • 양손으로 공 잡기, 공 던지기	• 수저로 음식물 뒤집기
36개월 (3세)	• 팔짝 뛰거나 한 발로 설 수 있음 • 한 발로 균형을 잡음 • 두 발로 점프하기 • 두 발로 계단을 오르기 • 달리기 • 세발자전거 타기	• 셔츠의 단추끼기 • 신발끈 묶기 • 간단한 그림 그리기 • 동그라미나 직선을 따라 그리기 • 간단한 퍼즐 맞추기 • 블록으로 탑 쌓기 • 손잡이를 돌려 뚜껑 열기

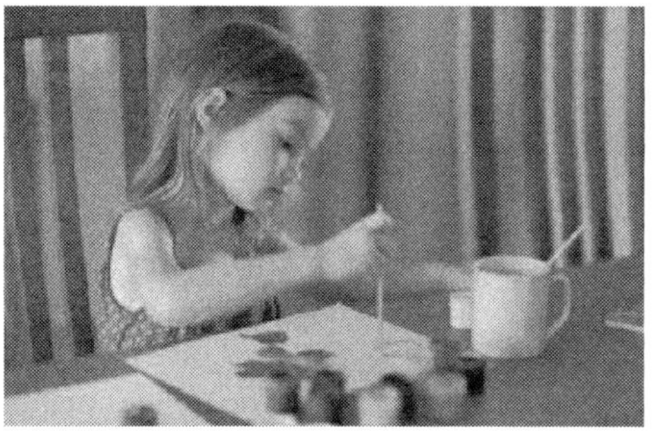

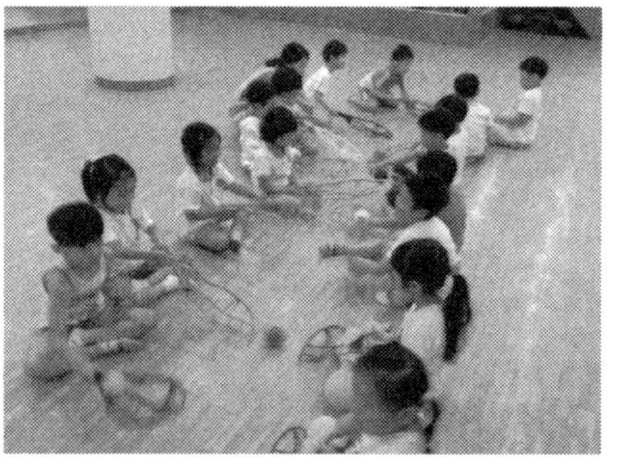

5) 인지적 발달 특성

대상영속성은 물건이 보이지 않아도 존재한다는 사실을 이해하는 것이다. 유아기에는 대상영속성이 발달하여 엄마와 함께 숨박꼭질, '엄마 없다~' 같은 놀이를 즐기게 된다. 3세에는 장난감을 찾아낼 수 있고, 신체부분을 가리킬 수 있으며, 사람과 물건의 관계를 이해하기 시작한다. 각 사물에 대한 완전한 이름을 부를 수 있게 된다. 사물에 대한 탐색활동, 사람과의 상호작용, 경험에 대한 사고과정이 이루어지나, 타인에 대한 이해수준이 낮아 자기중심적 사고, 비논리적인 사고를 한다.

○ **감각운동기(출생~2세)**

- 감각 경험과 신체활동을 통해 외부 세계를 인식한다.
- 대상영속성이 발달한다.

○ **전조작기(2~7세)**

- 상징과 내적 이미지를 사용하고 사고한다.
- 자기중심적인 특징을 가진다.
- 언어발달과 상상놀이가 시작된다.

2세부터 7세까지는 인지발달단계 중 전조작기(preoperational stage)에 해당하고, 2~4세는 상징적 사고가 가능한 전개념기, 4~7세는 직관적 사고가 가능한 직관기로 구분한다. 이 시기에는 탐험적 행동이 왕성해져 적극적인 환경 탐구를 통해 자극을 찾고, 환경은 감각, 지각 기술 발달에 필요한 자극을 제공한다. 생후 4개월까지는 주로 보고 들음으로써 환경을 탐지하고, 물체를 입에 넣고 물체가 움직이는 것을 지켜보지만, 5~7세에는 물체를 자발적으로 잡는 능력이 발달하고, 물체에 주의를 기울이고, 손 뿐만 아니라 눈으로 물체를 탐험한다. 학령기인 8~9세에는 신중하게 물체를 조사하고, 물체의 특성에 대해 학습하게 된다.

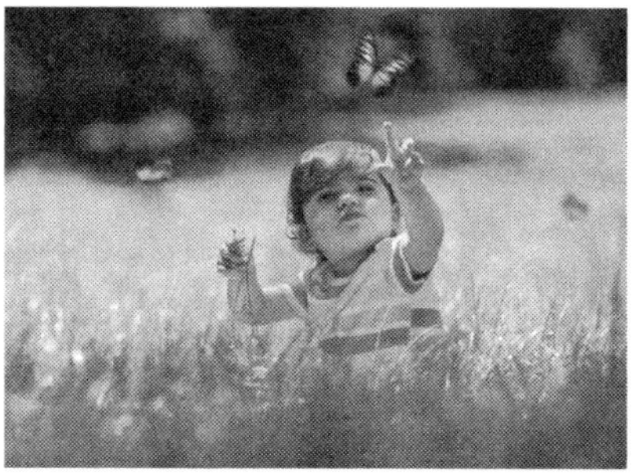

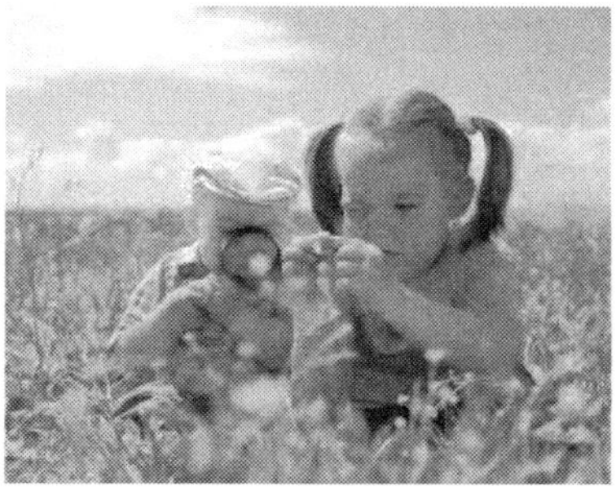

이 시기에는 주의력이 발달한다. 2~3세에는 평균 18분 동안 작업할 수 있고, 쉽게 주의를 다른 곳으로 돌리지만, 5~6세에는 1시간 이상 작업을 지속할 수 있고, 8~9세에는 주

의력의 지속 시간이 증가하지는 않지만, 지속적인 주의를 요구하는 과제에 정확한 활동을 수행할 수 있게 된다.

6) 언어적 발달 특성

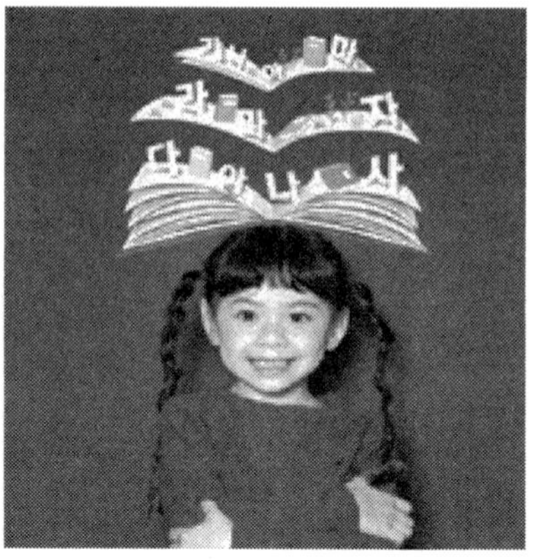

유아기에는 필요한 것을 표현하기 위해 단어와 제스처를 활용하기 시작하고, 문장을 사용하기 시작한다. 2.5~3세에는 3개 정도의 짧은 단어를 사용하여 문장을 만들 수 있으며, 소리와 단어를 따라하고 간단한 노래를 부를 수 있다. 2세에는 50개 정도의 단어를 사용할 수 있고, 3세가 되면 1,000개 정도의 단어를 사용할 수 있게 된다.

2. 주요 건강문제

1) 감염병

감염병은 병원체인 미생물이 생물체에 옮아 증식하여 일으키는 병을 총칭하며, 우리나라는 '감염병의 예방 및 관리에 관한 법률'에 의거하여 법정 감염병을 지정하여 관리하고 있다.

○ 감염병의 예방 및 관리에 관한 법률(제2조1항)

"감염병"이란 제1급감염병, 제2급감염병, 제3급감염병, 제4급감염병, 기생충감염병, 세계보건기구 감시대상 감염병, 생물테러감염병, 성매개감염병, 인수(人獸)공통감염병 및 의료관련감염병을 말한다.

감염병의 전파 경로는 병원성 미생물, 그 독성산물에 감염된 사람과의 직 · 간접적 접촉, 주변 환경에서 기생동물의 중간 숙주 또는 보균 무생물과의 접촉이며, 감염병의 발병 여부는 침입한 병원균의 양, 병원력, 우리 몸의 감수성에 따라 달라진다.

면역력은 병원균의 침입으로 우리 몸의 저항력을 얻은 상태를 말하며, 우리 신체가 병원균에 대한 면역을 가지고 있으면 질병을 예방할 수 있거나 발병 정도를 줄일 수 있다. 신생아는 모체로부터 탯줄을 통해 면역물질을 받은 경우 태어날 때부터 면역능력을 갖게 되고, 영아는 모유 수유를 통해 어머니가 가진 면역물질을 지속적으로 받아 면역능력을 갖게 된다. 유아기 이후에는 스스로 면역능력을 키워나가야 하며, 예방접종을 통해 후천적으로 면역능력을 획득하게 된다.

(1) 감기

감기는 여러 가지 종류의 바이러스가 상기도(코, 인두, 편도선 등)에 감염되어 발생하는 급성 감염성 호흡기질환이다. 감기는 신체 저항력이 약해진 경우, 호흡기 알레르기가 있는 경우, 영양 부족인 경우에 발병한다.

① 감기의 증상

- 재채기, 코막힘, 두통, 콧물, 기침 등의 국소증세
- 미열, 구토, 설사
- 보채거나 기운 없음, 식욕 없음

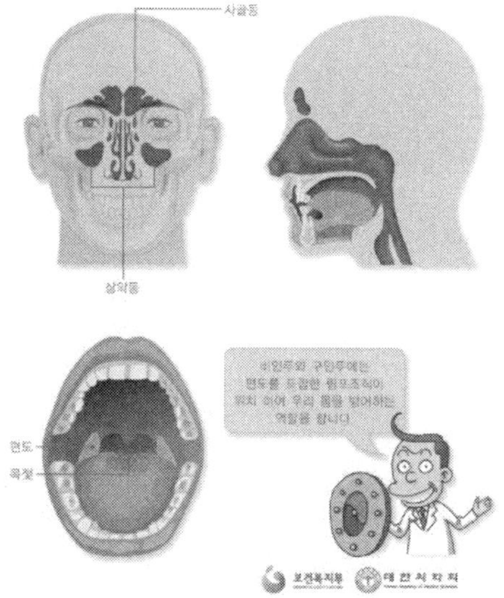

〈상기도의 구조와 위치〉

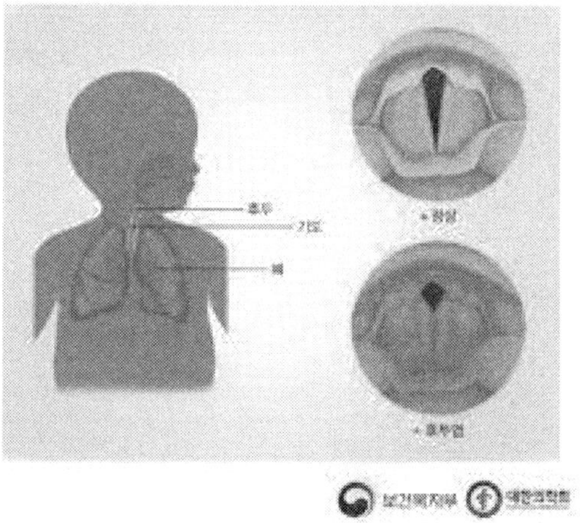

〈후두의 위치와 후두경으로 보았을 때의 정상 및 후두염의 모양〉

② 예방 및 치료

- 감기는 5~7일이 지나면 회복된다.
- 독감 등 바이러스에 의해 감염된 경우에는 반드시 의사의 진단과 치료를 받아야 함

(2) 급성 후두염

급성 후두염은 감기의 합병증으로 발병한다. 바이러스에 의해 발생하며, 3~5세 유아에게서 가장 많이 나타난다. 유아의 기관지는 가늘기 때문에 염증으로 생긴 가래가 기관지를 막을 경우 호흡곤란으로 생명이 위협받을 수 있다.

① 증상

- 갑자기 컹컹거리는 기침 소리
- 거친 숨소리, 40회/1분 이상의 호흡, 호흡곤란
- 유아에 따라 청색증 또는 심한 호흡곤란이 발생할 수 있다.

② 예방 및 치료

- 감기에 걸리지 않도록 한다.
- 감기가 오래 가지 않도록 적절한 치료를 받는다.

(3) 급성 중이염

급성 중이염은 감기의 합병증으로 발생할 수 있다. 바이러스에 의해 감염되거나 유스타키오관이 세균에 감염되었을 때 발생하며, 6~24개월, 4~6세 유아에서 가장 많이 발생한다.

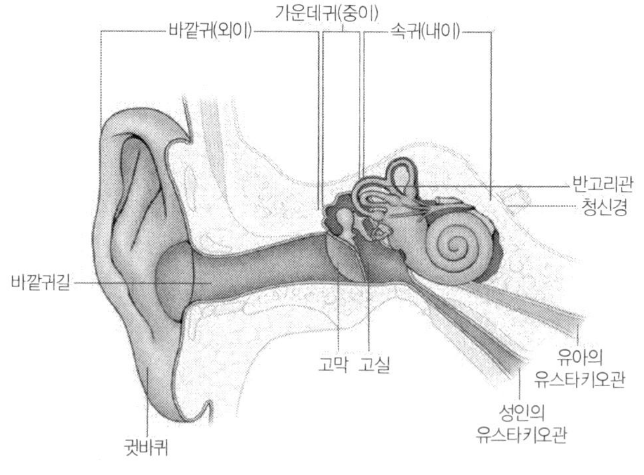

① 증상

- 열이 갑자기 나면서 어지러움, 귀의 통증 호소
- 설사, 구토, 식욕부진 동반

② 예방 및 치료

- 조기발견, 치료 시 고막이 정상으로 되어 치유 가능하다.
- 치료까지 시간이 너무 많이 경과하거나, 치료하지 않고 적절한 항생제를 사용하지 않으면 일시적인 청력 손상이 초래될 수 있다.
- 귓속으로 이물질이 들어가지 않도록 주의해야 한다.
- 함부로 귀지를 파지 말아야 한다.
- 감기가 빨리 치료될 수 있도록 노력해야 한다.

(4) 급성 충수염(맹장염)

급성 충수염은 소아 외과에서 응급수술을 요하는 질환이다. 2세 이하의 유아에게서 거의 나타나지 않으나, 5세 이하 유아에게서는 가끔 나타나고, 10대 초반 아동에게서는 흔하게 나타난다. 원인은 충수 내부가 막혀 정상적인 장의 연동운동이 제한되거나 임파조직의 과다 증식, 딱딱한 변이 충수 입구를 막는 경우, 염증성 협착 등이 있는 경우에 발생한다.

① 증상

- 메스꺼움, 구토
- 배꼽 주위의 복통, 복부 전체의 복통
- 오른쪽 아랫배의 복통(다리를 펴고 오므릴 수 없을 만큼 심함)
- 증상이 3시간 이상 지속되는 경우 응급실로 이송

② 예방 및 치료

- 혈액검사로 백혈구의 수를 확인하고, 정확한 진단과 수술을 받아야 한다.

(5) 결핵 및 결핵성 뇌막염

결핵의 원인균은 결핵균이며, 주로 결핵에 감염된 성인으로부터 직접 공기를 통해 감염된다.

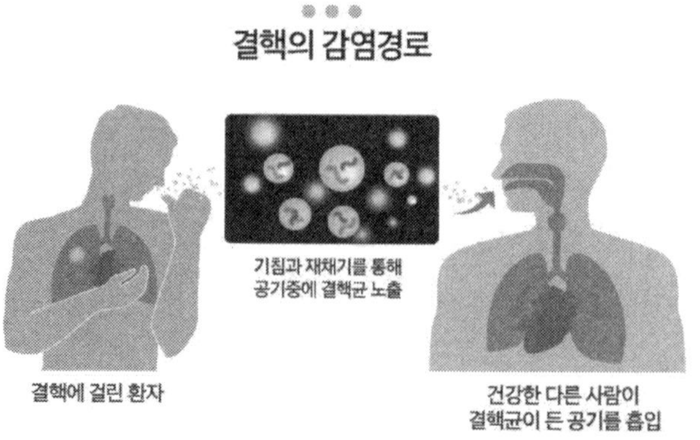

① 증상

- 초기 증상: 오후나 저녁의 미열, 마른 기침, 피로감
- 진행 증상: 발열, 기침, 식욕 부진, 체중 증가의 정지, 잦은 감기 증세
- 유아의 경우 입원 또는 사망원인이 되는 결핵성 뇌막염이 합병증으로 나타날 수 있다.

② 예방 및 치료

- 출생 후 4주 이내 BCG 예방접종

결핵성 뇌막염은 빠른 시간 안에 사망에 이를 수 있는 질병이다. 결핵 감염 후 3개월이 경과하면 발생할 수 있는 결핵 합병증으로 5세~7세 이하 유아에게서 가장 많이 발병한다.

① 증상

- 초기 증상: 무기력, 식욕 감퇴, 수면장애, 흥분, 설사 동반
- 1~2주 경과 후 증상: 근육 경련, 안면근육 마비, 혼수 상태

② 예방 및 치료

- 발병 후 3주 이내 사망할 수 있으므로 조기발견, 치료가 중요하다.

(6) 뇌염

뇌염은 뇌 실질의 염증성 질환으로 세균, 바이러스, 기생충, 백신, 약물, 중금속 등에 의해 뇌에 염증이 발생한다. 일본 뇌염은 일본 뇌염 바이러스를 보균한 모기를 통해 사람에게 침투하여 뇌에 염증을 일으켜 발생한다.

① 증상

- 일반적 증상: 두통, 미열, 저절로 완쾌
- 응급 증상: 38℃ 이상의 고열, 목 아픔, 소화 장애, 구토, 목이 뻣뻣해짐

② 예방 및 치료

- 응급실로 즉시 이동하여 적절한 치료를 받아야 한다.
- 12~23개월, 24~35개월, 만 6세, 만 12세에 일본 뇌염 예방접종

(7) 디프테리아

원인은 디프테이라균이며, 보균자와의 접촉을 통해 감염된다. 주로 환자의 눈, 코, 목구멍, 피부 등에서 나온 분비물로 통해 감염된다. 특히 순환기, 호흡기, 신경계, 신장, 림프 등에 합병증이 발생하면 사망할 수 있다.

① 증상

- 목이 아프고 미열이 난다.
- 드물게는 피부염이 발생한다.
- 순환기, 호흡기, 신경계, 신장, 림프 등에 합병증이 발생하여 사망할 수 있다.

② 예방 및 치료

- 2개월, 4개월, 6개월, 15개월, 만 4~6세경에 DTaP 예방접종

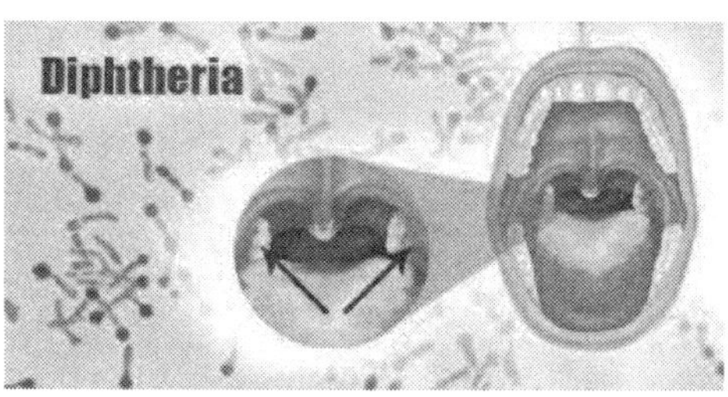

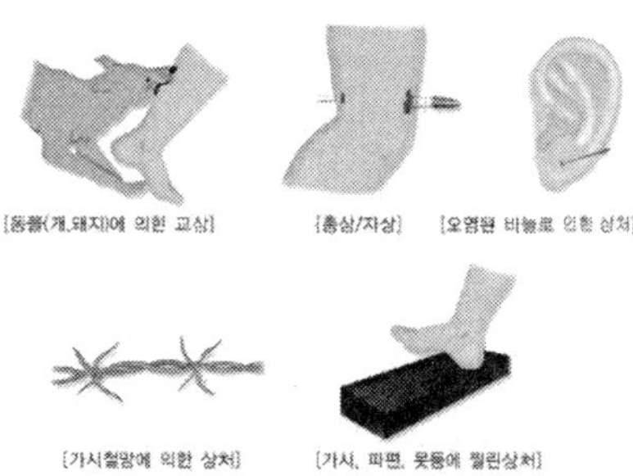

〈파상풍을 유발할 수 있는 상처들〉

(8) 파상풍

원인은 파상풍균에 의한 균독소이며, 못, 예리한 나뭇조각 등에 찔려 상처를 입었을 때, 불결한 곳에서 출산 또는 탯줄을 불결한 가위로 잘랐을 때, 화상이나 벌에 쏘인 상처를 통해 감염된다.

① 증상

- 상처가 난 후 서서히 진행하며, 목과 턱의 근육 경직이 일어난다.
- 입을 열지 못하다가 점차 삼키지 못한다.
- 전신증상으로 과민, 두통, 미열, 오한, 전신적 통증, 경련성 근육 수축이 나타난다.

② 예방 및 치료

- 2개월, 4개월, 6개월, 15개월, 만 4~6세경 DTaP 예방접종

(9) 홍역

홍역은 홍역 바이러스에 의해 5~10세 아동에게 흔히 발생된다. 환자의 코, 목에서 나온 분비물이 기침이나 재채기를 통해 공기 중에 산포되어 있다가 공기를 통해 감염되거나 직접 분비물이 묻은 물체를 통해 감염된다.

① 증상

- 3~4일간 발열, 불쾌감, 기침, 콧물
- 결막염,
- 입 안 양쪽 볼의 점막에 홍역의 특징인 코플릭반점이 나타나기 시작한다.
- 반점이 나타나고 1~2일 후 둥근 모양의 발진이 이마, 귀 뒤 얼굴, 목, 팔, 몸통 상부에 나타난다.
- 발진 출현 후 2~3일 째 증상이 가장 심해지며, 40℃ 이상의 고열이 발생한다.
- 중이염, 경부 림프절염, 기관지염, 폐렴 등의 합병증이 발생한다.

② 예방 및 치료

- 12~15개월, 만 4~6세에 MMR 예방접종

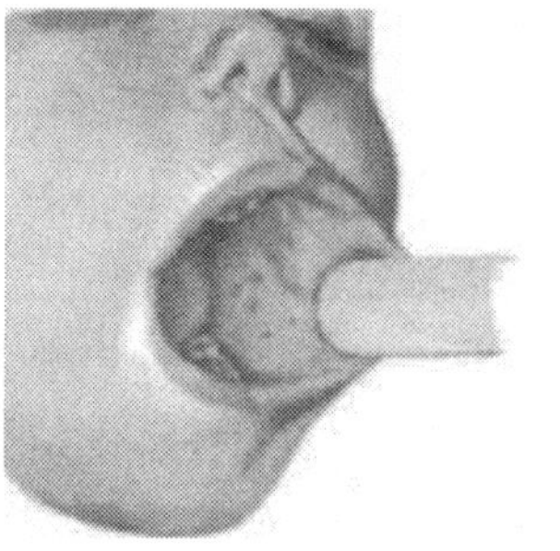

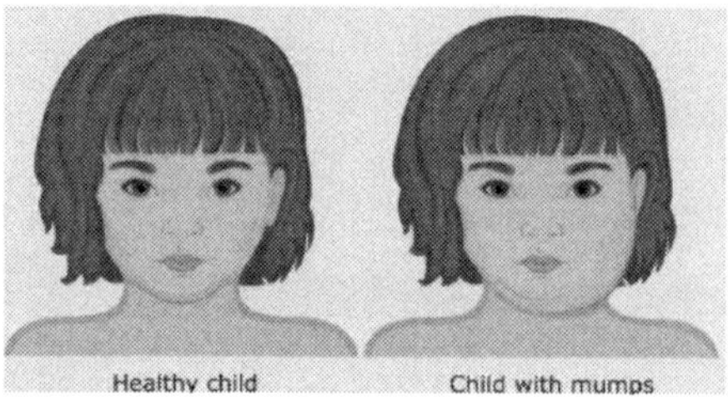

(10) 볼거리(유행성 이하선염)

볼거리는 볼거리 바이러스에 의해 발생한다. 환자의 타액이 공기 중에 산포되어 감염된다. 치료의 시기를 놓치면 뇌수막염, 고환, 부고환염, 난소염, 췌장염 등의 합병증 발생 가능성이 높아진다.

① 증상

- 타액선이 붓는 1~2일 동안 발열, 두통
- 식욕부진, 구토, 근육통 등
- 귀를 중심으로 부어 오르며, 해당부위에 동통과 압통을 느낀다.
- 대개 1~3일째 최고조에 달하며, 6~10일 부어있는 상태가 계속되다가 가라앉는다.

② 예방 및 치료

- 12~15개월, 만 4~6세에 MMR 예방접종

(11) 풍진

풍진은 풍진 바이러스에 의해 발생한다. 환자의 기침, 재채기, 말할 때 나오는 작은 수포로 전파된다. 풍진은 임신 16주 이내에 감염되면 귀머거리, 심장기형, 지능 지체 등의 선천성 기형을 가진 아기를 출산할 수 있다. 따라서 여자 아동은 13세경까지 풍진 예방접종을 해야 한다.

① 증상

- 가벼운 발열, 인후염 증세
- 귀 뒤, 목 뒤, 후두부의 림프절 부음
- 림프절이 커진 후 얼굴, 머리, 팔, 몸통에 발진 발생

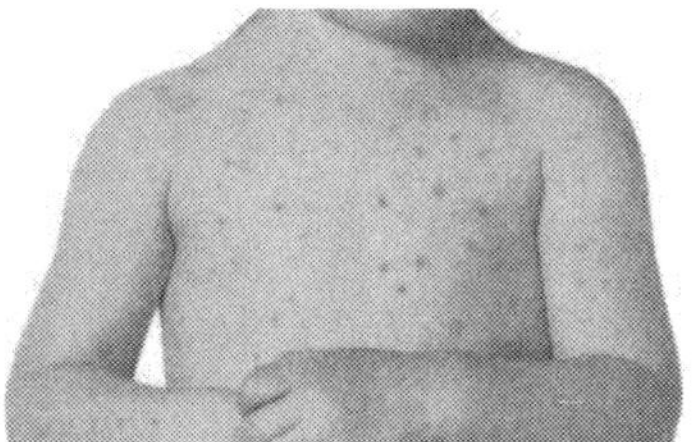

[그림 4-1] 풍진으로 인한 발진

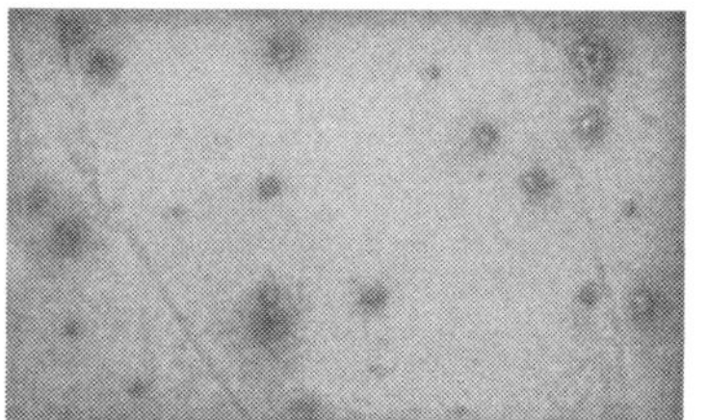

[그림 4-2] 수두로 인한 농포

② 예방 및 치료

- 12~15개월, 만 4~6세에 MMR 예방접종 또는 풍진 예방접종

(12) 수두

수두는 수두 바이러스에 의해 발생하며, 직접 접촉 또는 공기 전염으로 감염된다. 유아기에 가장 감염력이 강한 질환으로 3~9세까지의 유아에게 많이 발생한다.

① 증상

- 발열, 권태감, 식욕부진
- 가슴부터 발진이 시작하여 입안, 온몸으로 번진다.
- 발진은 반점, 구진(동그란 모양의 염증), 수포(물집이 생긴 염증), 농포(끝이 곪은 염증)로 변한다.

② 예방 및 치료

- 12~15개월에 수두(VAR) 예방접종

(13) 소아마비

소아마비는 소아마비 바이러스에 의해 발생하며, 바이러스를 가지고 있는 사람의 배설물, 배면에 직접 접촉한 손 등을 통해 입으로 감염된다. 근육통으로 시작하여 마비 증상이 심해져 호흡 근육이 마비되면 사망을 초래할 수 있다.

① 증상

- 발열, 두통, 인후통
- 소화기 장애 및 근육통
- 목이 뻣뻣해지며 심한 근육통
- 점차 마비 증상이 심해져 호흡근육(늑간근육, 횡경막)의 마비

② 예방 및 치료

- 2개월, 4개월, 6~18개월, 만 4~6세경 소아마비(IPV) 예방접종

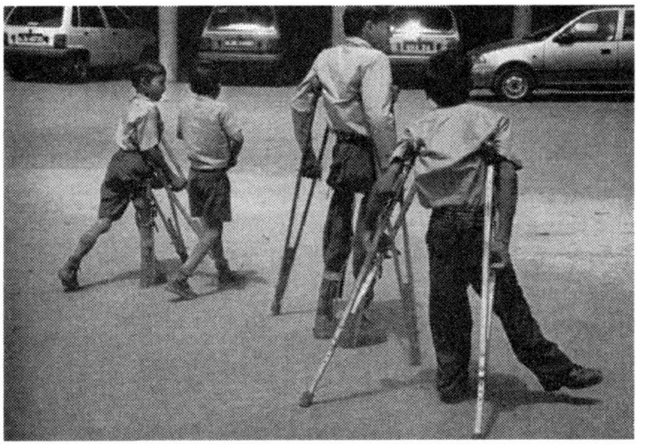

(14) 식중독

식중독은 여러 가지 살모넬라균이 원인이 된다. 보균자 및 자연계의 여러 동물이 감염원이 될 수 있다. 상하거나 오염된 음식을 먹은 후 6~48시간 후 갑자기 발생한다.

① 증상

- 두드러기, 구역질, 구토, 설사, 심한 복통 등
- 38~39℃까지 체온 상승, 1~2일 동안 증상 지속

② 예방 및 치료

- 비위생적인 식품을 먹지 않는다.
- 환경을 깨끗이 하고, 청결을 유지한다.

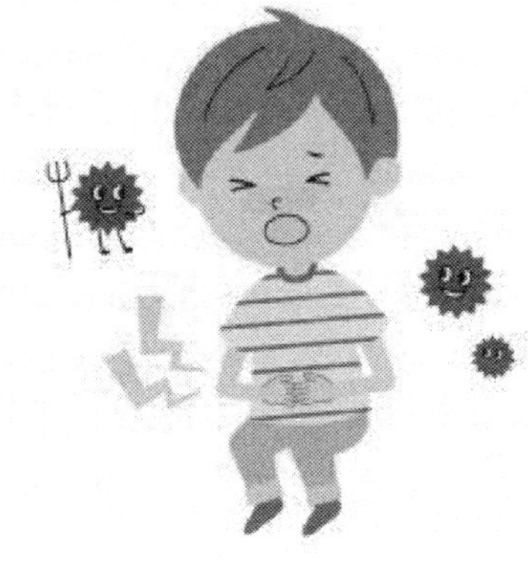

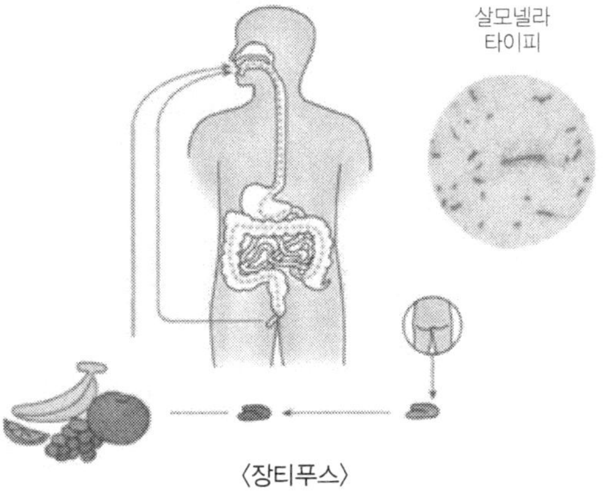

〈장티푸스〉

(15) 장티푸스

장티푸스의 감염원은 환자, 보균자의 대변, 소변에 포함된 살모넬라균이다. 우유, 통조림, 굴 등을 통해 전파되며, 오염된 음료수, 파리 등이 매개체가 된다.

① 증상

- 고열, 설사, 변비의 지속
- 장출혈, 장천공, 뇌혈전, 화농성 뇌막염, 뇌농양, 기관지염, 폐렴, 간염, 신우염 등의 합병증 발생

② 예방 및 치료

- 장티푸스 예방접종
- 끓인 물을 먹는다.
- 주변 환경을 깨끗이 하고, 청결을 유지한다.

(16) 폐렴

폐렴은 세균, 바이러스, 곰팡이 등에 의해 발생하며, 기도에 가루약 등의 이물질이 들어간 경우에도 발생한다. 5세 이하 유아에게 많이 나타난다.

① 증상

- 초기 증상은 콧물, 발열, 구토, 설사, 식욕부진이다.
- 폐렴이 진행되면 마른기침, 고열(40.6℃), 호흡곤란 현상 등의 증상이 나타난다.

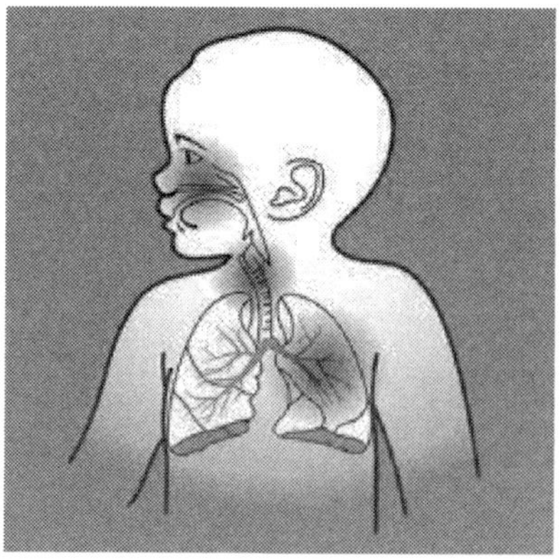

② 예방 및 치료

- 주변 환경, 몸의 청결을 유지한다.
- 간접흡연에 노출되지 않도록 어린이 주변에서 담배를 피우지 않는다.

(17) 천식

기관지 천식은 주로 4~5세 유아에게서 주기적, 발작적으로 반복하여 발생한다. 유아의 경우 특정 대상에 대한 알레르기 반응으로 발생하는 알레르기성 천식일 가능성이 높다. 원인은 꽃가루, 집 먼지, 가축의 비듬 또는 털, 우유와 계란 등의 음식, 감기를 유발하는 여러 종류의 바이러스, 갑작스런 온도의 변화, 공해 등이다.

① 증상

- 기도가 좁아지거나 막힌다.
- 호흡곤란, 쌕쌕거리는 숨소리, 심한 기침, 구토 및 복통
- 심한 경우 산소 부족으로 인한 청색증이 나타난다.

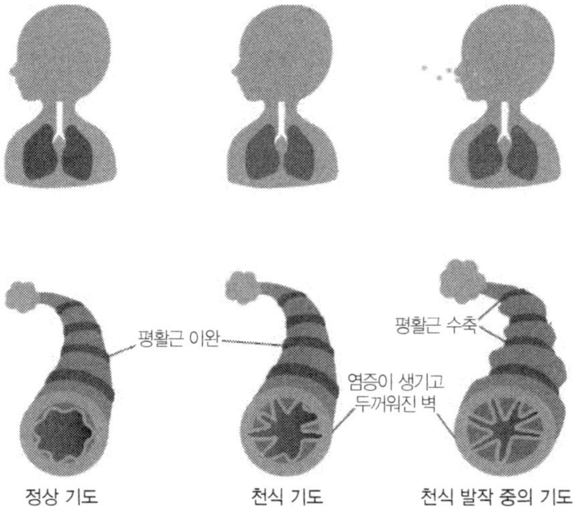

(18) 충치(치아우식증)

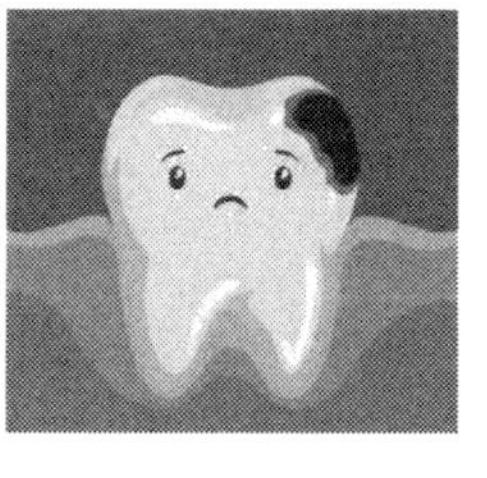

충치는 구강 내 세균들이 음식물에 작용하여 생성되는 산이 치아의 무기질과 유기질을 차례로 붕괴시켜 발생한다. 영구치가 나지 않은 유아의 충치는 다발성 치아우식증, 우유병 우식증을 초래할 수 있다.

① 증상

- 동시다발적으로 급속히 충치 발생
- 다발성 치아우식증, 우유병 우식증 발생

② 예방 및 치료

- 영구치에 영향을 미치므로 충치 발견 시 신속히 치료해 주어야 한다.
- 필요 시 불소 도포, 조기 충치 발견 및 치료
- 2~3개월 간격의 구강 정기검진
- 하루 세 번의 양치질
- 음식 먹은 후 간단한 물 양치질을 하는 습관 형성

[표 4-3] 감염병 조기발견과 대응

질환명	잠복기(일)	격리기간
홍역	10~11	발진 후 5일 간
풍진	14~18	발진 후 5일 간
수두	13~16	발진 후 7일 간
볼거리	16~18	3주 혹은 그 이상
백일해	7~10	발병 3~4주 후
소아마비	7~14	2주 혹은 그 이상
디프테리아	2~5	배양검사가 2회 이상으로 음성일 때까지
장티푸스	7~14	대소변 배양이 음성으로 나올 때까지

2) 성장 발달 관련 문제

(1) 유아기 성장 발달 관련 문제

- 수면장애
- 거부증
- 형제 간의 경쟁과 퇴행
- 분노 발작
- 대소변 가리기

(2) 학령전기 성장 발달 관련 문제

- 말더듬, 언어 지연, 발음 부전
- 수면장애
- 야경증: 자다가 갑자기 깨어 비명으로 시작하여 공항상태를 보이는 질환으로 몽유병과 야뇨증을 동반한다.
- 낯선 사람, 낯선 행동, 어두움 등에 대한 공포

3. 건강관리

우리나라의 영유아보육법에 의하면 영유아가 안전하고 쾌적한 환경에서 건강하게 성장할 수 있도록 영유아의 건강과 안전을 지키고, 영유아의 발달 특성에 맞는 교육을 제공하도록 규정하고 있다. 건강을 보육의 기본 방향으로 제시하고 있으며, 건강, 영양 및 안전에 관한 구체적인 수행방안을 제시하고 있다.

○ 영유아보육법 제2조2항(2020. 개정)

보육이란 “영유아를 건강하고 안전하게 보호 · 양육하고, 영유아의 발달 특성에 맞는 교육을 제공하는 어린이집 및 가정양육 지원에 관한 사회복지서비스”를 말한다.

1) 감염병 예방 및 관리

감염병을 예방하고 관리하기 위해 예방접종을 실시해야 한다. 국가는 ‘감염병 예방 및 관리에 관한 법률’에 의거하여 예방접종 대상 감염병 및 예방접종 실시기준, 방법 등을 정하여 필수예방접종을 권장하고 있다. 예방접종은 특정 질병에 대해 우리 몸이 면역을 가지도록 하는 방법으로, 유아기에 발병하는 감염병은 1차 예방접종 및 추가접종으로 예방이 가능하다. 따라서 적절한 시기에 필요한 예방접종을 실시하는 것이 중요하다.

○ 감염병 예방을 위한 행동 수칙

- 일상생활에서의 충분한 영양의 섭취
- 적절한 양의 수면과 휴식
- 청결한 환경의 유지

- 바람직한 위생습관 실천
- 정서적으로 안정된 환경에서 생활
- 정기적 건강진단을 통한 유아 성장, 발육 정도 점검
- 건강진단 후 이상 발견 시 신속히 치료
- 건강한 치아의 유지
- 적절한 운동의 실시

[표 4-4] 유아기 필수예방접종

대상 감염병	백신종류 및 방법	횟수	시기
디프테리아, 파상풍, 백일해	DTaP	5	2개월, 4개월, 6개월, 15~18개월, 만4~6세
	Tdap/Td	1	만 11~12세
폴리오	IPV	4	2개월, 4개월, 6~18개월, 만4~6세
b형헤모필루스 인플루엔자	Hib	4	2개월, 4개월, 6개월, 12~15개월
폐렴구균	PCV	4	2개월, 4개월, 6개월, 12~15개월
	PPSV	–	24개월부터 고위험군에 한하여 접종
홍역, 유행성이하선염, 풍진	MMR	2	12~15개월, 만4~6세
수두	VAR	1	12~15개월
A형간염	HepA	2	12~23개월(1~2차)
일본뇌염	IJEV	5	12~23개월(1~2차), 24~35개월, 만6세, 만12세
	LJEV	2	12~23개월, 24~35개월
인플루엔자	IIV	–	6개월부터 매년 접종

2) 건강검진

우리나라는 평생건강관리체계의 일환으로 출생 시부터 만 6세까지 어린이의 건강을 유지 및 증진시키기 위해 국가영유아건강검진사업을 실시하고 있다. 생후 4~6개월, 9~12개월, 18~24개월, 30~36개월, 42~48개월, 54~60개월, 66~71개월에 총 7차에 걸쳐 영유아건강검진을 실시하고 있다.

검진항목에는 문진 및 진찰, 신체계측, 건강교육이 공통항목이고, 발달평가 및 상담은 1차를 제외한 2~7차 건강검진에서 실시하고 있고, 구강검진은 3, 5, 6차 건강검진에서 실시하고 있다.

[표 4-5] 국가영유아건강검진사업

검진시기	검진항목	검진방법	예방접종
1차 (생후 4~6개월)	문진 및 진찰	문진표, 진찰, 청각 및 시각문진, 시각검사	DPT, 폴리오, B형간염, 인플루엔자, 뇌수막염
	신체계측	키, 몸무게, 머리둘레	
	건강교육	안전사고 예방, 영양, 수면	
2차 (생후 9~12개월)	문진 및 진찰	문진표, 진찰, 청각 및 시각문진, 시각검사	MMR, 수두, 일본뇌염, 뇌수막염
	신체계측	키, 몸무게, 머리둘레	
	발달평가 및 상담	검사도구에 의한 평가 및 상담	
	건강교육	안전사고 예방, 영양, 구강	
3차 (생후 18~24개월)	문진 및 진찰	문진표, 진찰, 청각 및 시각문진, 시각검사	DPT, 일본뇌염, 인플루엔자
	신체계측	키, 몸무게, 머리둘레	
	발달평가 및 상담	검사도구에 의한 평가 및 상담	
	건강교육	안전사고 예방, 영양, 대소변가리기	
	구강검진	문진표, 진찰, 구강보건교육 등	
4차 (생후 30~36개월)	문진 및 진찰	문진표, 진찰, 청각 및 시각문진, 시력검사	일본뇌염
	신체계측	키, 몸무게, 머리둘레, 체질량지수	
	발달평가 및 상담	검사도구에 의한 평가 및 상담	
	건강교육	안전사고 예방, 영양, 정서 및 사회성	
5차 (생후 42~48개월)	문진 및 진찰	문진표, 진찰, 청각 및 시각문진, 시력검사	DPT, MMR, 폴리오
	신체계측	키, 몸무게, 머리둘레, 체질량지수	
	발달평가 및 상담	검사도구에 의한 평가 및 상담	
	건강교육	안전사고 예방, 영양, 개인위생	
	구강검진	문진표, 진찰, 구강보건교육 등	
6차 (생후 54~60개월)	문진 및 진찰	문진표, 진찰, 청각 및 시각문진, 시력검사	
	신체계측	키, 몸무게, 머리둘레, 체질량지수	
	발달평가 및 상담	검사도구에 의한 평가 및 상담	
	건강교육	안전사고 예방, 영양, 취학준비	
	구강검진	문진표, 진찰, 구강보건교육 등	
7차 (생후 66~71개월)	문진 및 진찰	문진표, 진찰, 청각 및 시각문진, 시력검사	
	신체계측	키, 몸무게, 머리둘레, 체질량지수	
	발달평가 및 상담	검사도구에 의한 평가 및 상담	
	건강교육	안전사고 예방, 영양, 간접흡연	

검진시기	검진항목	검진방법	국가필수예방접종안내
1차 생후4~6개월	문진 및 진찰	문진표, 진찰, 청각 및 시각문진, 시각검사	DTP(디프테리아, 파상풍, 백일해) 2·3차, 폴리오 2·3차 B형간염 2·3차, 인플루엔자(2·3차) 뇌수막염 2·3차
	신체계측	키, 몸무게, 머리둘레	
	건강교육	안전사고 예방, 영양, 수면	
2차 생후9~12개월	문진 및 진찰	문진표, 진찰, 청각 및 시각문진, 시각검사	MMR(홍역, 이하선염, 풍진) 1차, 수두1회, 일본뇌염(사백신) 1·2차(1차 1~2주후 2차) 뇌수막염 4차
	신체계측	키, 몸무게, 머리둘레	
	발달평가 및 상담	검사도구에 의한 평가 및 상담	
	건강교육	안전사고예방, 영양, 구강	
3차 생후18~24개월	문진 및 진찰	문진표, 진찰, 청각 및 시각문진, 시각검사	DTP(디프테리아, 파상풍, 백일해) 추가 1차, 일본뇌염(사백신) 3차(2차후 1년 뒤), 인플루엔자
	신체계측	키, 몸무게, 머리둘레	
	발달평가 및 상담	검사도구에 의한 평가 및 상담	
	건강교육	안전사고예방, 영양, 대소변가리기	
	+구강검진(생후18~29개월) 문진표, 진찰, 구강보건교육 등		
4차 생후30~36개월	문진 및 진찰	문진표, 진찰, 청각 및 시각문진, 시력검사	일본뇌염(사백신) 3차(2차후 1년 뒤)
	신체계측	키, 몸무게, 머리둘레, 체질량지수	
	발달평가 및 상담	검사도구에 의한 평가 및 상담	
	건강교육	안전사고예방, 영양, 정서 및 사회성	
5차 생후42~48개월	문진 및 진찰	문진표, 진찰, 청각 및 시각문진, 시력검사	DTP(디프테리아, 파상풍, 백일해) 추가 2차, 폴리오 추가 1차, MMR(홍역, 이하선염, 풍진) 2차 ※ DTP(디프테리아, 파상풍, 백일해), 폴리오를 DTaP-IPV(디프테리아, 파상풍, 백일해, 폴리오) 혼합백신으로 접종 가능
	신체계측	키, 몸무게, 머리둘레, 체질량지수	
	발달평가 및 상담	검사도구에 의한 평가 및 상담	
	건강교육	안전사고예방, 영양, 개인위생	
	+구강검진(생후42~53개월) 문진표, 진찰, 구강보건교육 등		
6차 생후54~60개월	문진 및 진찰	문진표, 진찰, 청각 및 시각문진, 시력검사	
	신체계측	키, 몸무게, 머리둘레, 체질량지수	
	발달평가 및 상담	검사도구에 의한 평가 및 상담	
	건강교육	안전사고예방, 영양, 취학준비	
	+구강검진(생후54~65개월) 문진표, 진찰, 구강보건교육 등		
7차 생후66~71개월	문진 및 진찰	문진표, 진찰, 청각 및 시각문진, 시력검사	
	신체계측	키, 몸무게, 머리둘레, 체질량지수	
	발달평가 및 상담	검사도구에 의한 평가 및 상담	
	건강교육	안전사고예방, 영양, 간접흡연	

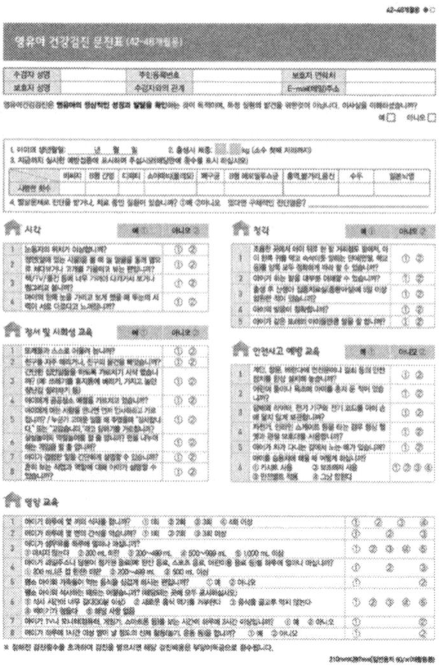
영유아 건강검진 문진표 (42~48개월용)

제 5 장

아동기 발달 특성과 건강증진

제5장

아동기 발달 특성과 건강증진

1. 발달 특성

아동기(middle childhood)는 6~11세 사이로 학령기라고도 한다. 이 시기에는 논리적 사고가 가능하고, 학습에 필요한 기본적인 기술을 습득한다. 모방놀이가 확장되어 활동적인 운동을 즐기고, 또래집단과의 사회적 관계가 활발해 진다. 가족의 영향이 크게 작용하는 시기이지만, 자아통제력이 발달되는 시기이므로 부모의 감독보다는 잠재적인 능력을 개발할 수 있는 교육이 이루어지는 것이 바람직하다.

1) 신체적 발달 특성

(1) 심장과 순환기계

- 지속적으로 성장한다.
- 심장박동수: 70~80회/분

(2) 호흡기계

- 아동기에는 호흡이 서서히 느려진다.

(3) 소화기계

- 위액의 산도는 10세 정도에 안정적이 된다.

(4) 골격계

- 남녀의 차이는 사춘기 때까지 뚜렷하게 나타나지 않는다.
- 여아의 변화가 남아보다 2년 정도 빠르다.
- 신장이 최고점으로 증가한 후 체중이 최고점으로 증가한다.

(5) 근육조직

- 아동기의 근육 성장 속도는 남녀가 같다.
- 사춘기 때 근육이 발달한다.

(6) 지방조직

- 남녀 모두 7세까지 지방조직이 감소하나, 사춘기 때 증가한다.

(7) 림프조직

- 사춘기가 되기 전에 최대로 증가하여 최고점에 이른다.
- 면역력이 증가한다.

(8) 생식계

- 아동기에는 생식기가 활동하지 않는다.
- 10~11세까지 생식기의 크기가 성인의 크기로 성장한다.
- 사춘기 전까지 성호르몬이 분비되지 않는다.

(9) 비뇨기계

- 2세 이후 건강한 아이의 소변 구성은 변하지 않는다.

(10) 통합기관

- 체모의 종류와 분포가 달라진다.

2) 정서적 발달 특성

아동기에는 정서 이해 능력과 정서 조절 능력이 발달하고, 복잡한 정서를 이해할 수 있게 된다. 반면 타인의 감정보다는 자신의 감정을 중시하고, 자아개념이 강해져 자신을 외적 특성보다는 내적 특성에 따라 정의한다.

[표 5-1] 아동기 정서적 발달의 특성

발달단계	초점	자신에 대한 생각
영아기	• 자신과 외부 세상의 구분	"나는 다른 사람이나 세상으로부터 독립된 별개의 존재이구나"
유아기	• 신체 특징, 소유물	"나는 다리가 길다" "나는 자전거를 가지고 있다"
학령기	• 선호하는 것 • 사회적 집단, 또래와의 비교 • 행동 특성과 능력	"나는 아이스크림을 좋아한다" "나는 우리 학교에서 줄넘기를 제일 잘한다"
청소년기	• 태도, 성격 특성, 신념 • 미래	"나는 꼼꼼한 편이다" "나는 의사가 되고 싶다"

3) 심리사회적 발달 특성

아동기는 이전 발달 단계인 영아기, 유아기, 학령전기의 과업을 성공적으로 달성했을 때 근면성을 얻게 된다. 아동기에는 학교에서 학문적, 사회적 기술을 습득하여 성취감을 얻게 되면 근면성을 획득하나, 기술 습득에 실패하거나 부정적 경험을 하게 되면 열등감을 갖게 된다. 이는 이전 발달 단계의 과업 성취 여부와 관련이 있다. 양육자에 대한 신뢰성이 형성되지 못하고, 스스로의 생각이나 선택에 의심을 갖게 되면 주도적 행동을 하지 못하게 되고 자신에게 주어진 일에 성실히 임하지 못하게 되어 열등감을 갖게 된다.

4) 운동 발달 특성

아동기에는 대근육운동과 미세근육운동이 함께 발달한다. 만 6~7세에는 한쪽 발로 균형잡기, 자건거 타기, 도구 사용하기 등을 할 수 있고, 8~9세에는 격렬한 운동, 정교한 작업을 할 수 있다. 10~12세에는 던진 공 잡기, 혼자 목욕하기 등이 가능할 수 있도록 모든 운동기능이 발달하고, 눈과 손의 협응능력이 발달하여 성인과 비슷한 운동 기능을 수행할 수 있게 된다.

[표 5-2] 학령기 운동 발달의 특성

연령	대근육운동	미세근육운동
6~7세	• 한쪽 발로 10초간 균형잡기 • 직렬 걷기 • 한쪽 발로 25번 뛰고, 다른 쪽으로 12번 뛰기 • 자전거 타기	• 빵에 잼 발라 먹기 • 손가락으로 연필 잡기 • 사람 잡아당기기 • 칼로 자르기 • 봉투 정렬하기
8~9세	• 신체 균형 잡기 • 격렬한 운동 즐기기 • 물체 멀리 던지기	• 나비 넥타이 매기 • 삼각형 그리기 • 글씨 쓰기(띄어쓰기 포함)
10~12세	• 한발로 15초간 서기 • 던진 공 잡기 • 사춘기 전 급성장으로 신체적 어색함이 있음 • 모든 운동기능 발달	• 3차원 도형 그리기 • 눈-손의 협응능력발달 • 스스로 목욕하기 • 성인과 비슷한 운동기능으로 발달

5) 인지적 발달 특성

7세부터 11세 또는 12세까지를 구체적인 사물에 대한 조작 능력이 발달하는 구체적 조작기(concrete operational stage)라고 한다. 보존 개념을 통해 사물의 관계성을 파악하고 분류하고 나열하는 능력을 갖게 된다. 반면 논리적인 조작에는 구체적인 사물에 한정되고 추상적 개념에 대한 추론능력은 부족하다.

○ **구체적 조작기(7~11세)**

- 구체적인 사물과 행위에 대해서 조작하는 능력을 가진다.
- 보존개념, 탈중심화 능력이 발달한다.

2. 주요 건강문제

1) 아동기 아동의 건강 특성

아동기는 사춘기를 전후하여 6~9세와 10~12세의 두 집단으로 구분할 수 있고, 생리적, 정신적, 감정적-사회적 과정에서 나타나는 두 집단의 건강문제는 다른 양상을 보이고 있다. 6~9세 아동은 학령전기 아동의 특성과 유사하나, 10~12세 아동은 청소년의 특성과 유사하다.

[표 5-3] 아동기 발달 특성과 건강문제

연령	생리적 과정	정신적 과정	감정적-사회적 과정
6~9세	• 신장, 체중 • 혈압 • 치아: 충치 • 음식물: 간식 • 야뇨증 • 운동: 활동수준 • 수면 패턴 • 시력, 청력	• 학교 적응 • 언어 및 인지 발달 • 스트레스 • 위생 • 자위 • 동성애 놀이	• 안전 • 면역력 증강을 위한 추가 접종 • 책임감 증가 • 부모, 형제, 친구, 타인과의 관계 • 가족 활동 • 질서
10~12세	• 척추 측만 • 초경 • 성적 발달	• 약물, 알코올, 흡연 • 성적 행동	• 방과 후 과제 • TV 시청, 컴퓨터 사용 • 오락 게임 • 사생활 침해 거부

○ 아동기 성장 발달 관련 문제

- 학교공포증(schoolphobia)
- 반복성 복통(심인성, 염증성 등)
- 정직하지 않은 행위(거짓말, 훔치기, 속이기)
- 수면장애
- 야경증: 자다가 갑자기 깨어 비명으로 시작하여 공황상태를 보이는 질환으로 몽유병과 야뇨증을 동반한다.

2) 주요 건강문제

(1) 비만

우리나라의 초, 중, 고등학생의 비만율은 2008년 11.2%에서 2010년 14.3%, 2012년 14.7%, 2014년 15.0%, 2016년 16.5%로 계속 증가하고 있다. 2016년의 초, 중, 고등학생의 식습관과 신체활동 실천율을 살펴보면 패스트푸드, 인스턴트 음식의 섭취율이 높은 반면 채소 섭취비율은 낮고, 학년이 올라갈수록 신체활동 실천율이 감소하는 것으로 나타났다.

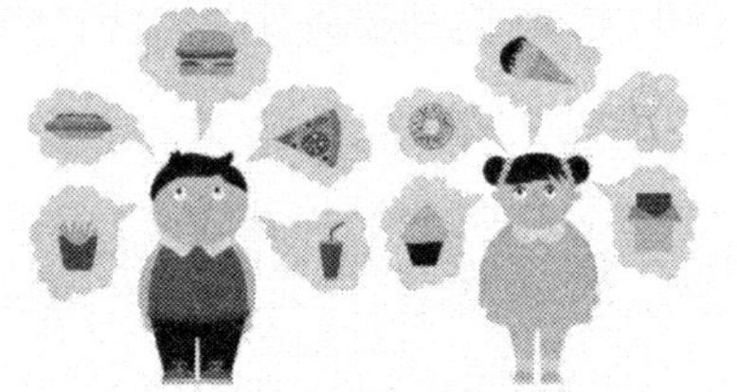

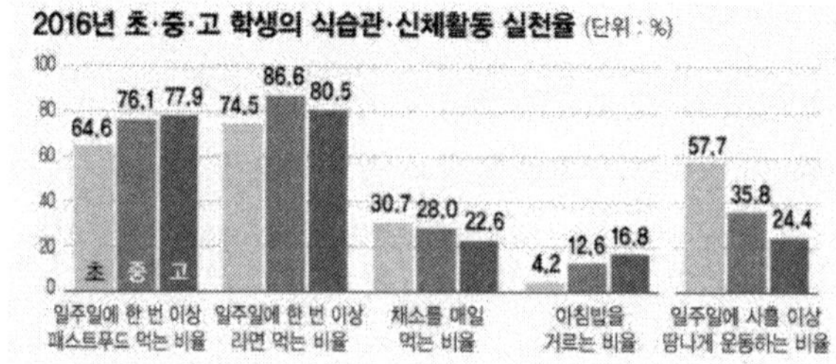

자료 : 교육부

아동 비만의 80%가 성인 비만으로 이어지며, 다양한 만성질환을 일으킨다. 아동 비만으로 생길 수 있는 질병은 심장질환, 소아 당뇨병, 퇴행성 관절염, 암 등이다. 아동 비만의 원인은 임신기간 중 잘못된 음식 섭취, 아동의 고지방, 고열량 및 설탕, 소금 함량이 높은 식품의 지속적인 섭취, 식음료 업계의 정크 푸드 광고와 마케팅, 도시화 및 디지털화로 인한 신체활동 시간의 감소 등으로 알려져 있다. 이외에도 부모가 비만이면 자녀의 비만 위험도도 증가한다. 만 6~11세 아동의 경우 부모 중 한 사람이 비만이면 아동의 비만 위험도가 2.2배인 반면 부모 둘 다 비만이면 비만 위험도가 6.6배로 증가한다.

○ 학령기 아동의 비만 예방법

- 부모는 문화적 영양 가치와 섭취 패턴을 평가하여 자녀에게 맞는 음식을 권고한다.
- TV 시청하면서 식사하지 않도록 권고한다.
- 부모의 군것질 습관을 개선한다.
- 가족의 올바른 간식 선택을 권장한다.
- 아이가 매일 가족과 함께 운동하도록 권장한다.
- 가정에서 패스트푸드 음식을 줄인다.
- 건강한 식단을 구성하도록 권장한다.

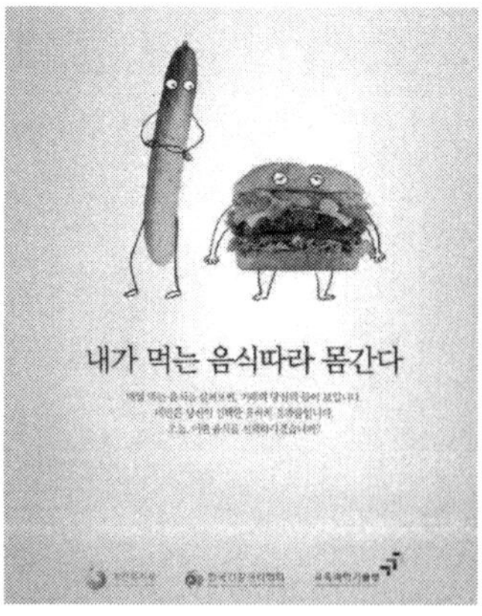

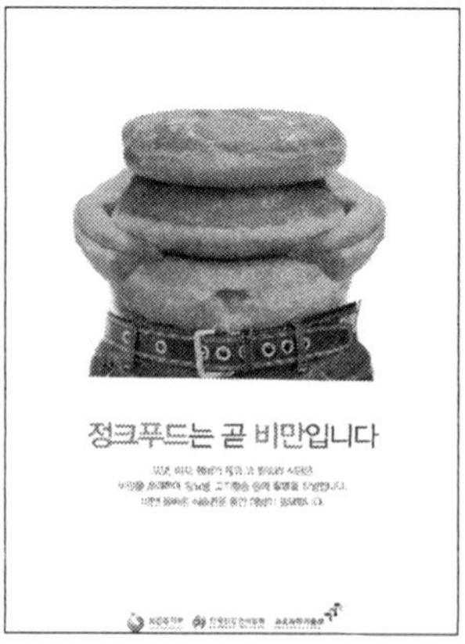

- 부모가 균형잡힌 음식을 섭취하도록 권장한다.
- 아이가 스스로 건강한 식단을 선택하도록 유도한다.
- 건강한 음식에 대해 대화하고, 영양가 높은 음식을 선택하도록 권장한다.

(2) 학령기 아동의 스트레스

우리나라 아동의 학업 스트레스는 세계에서 가장 높다. 학령기 학업 스트레스를 낮추기 위해서는 원인을 통제하는 것도 중요하지만, 적절한 스트레스 대처방법을 활용할 수 있도록 교육하는 것도 중요하다.

○ 스트레스에 대한 대처 전략

- 방어기전 사용: 퇴행, 거부/부정, 억압, 투사, 승화 등
- 인지적 성숙: 질문, 감정의 표현을 통한 문제해결, 의사전달 등
- 조절, 행동 억제: 아동의 참여 및 결정 격려
- 반복 사용: 책, 게임 등 감정을 전달할 수 있는 방법을 반복 사용
- 지속적인 질문을 통해 문제를 극복할 수 있는 답을 얻도록 지원
- 유머 사용: 장난/농담에 참여, 만화와 이야기 공유
- 근육 활동: 신체적 활동을 통한 스트레스 해소, 안전한 행동 권장
- 타인과의 감정적 교제 권장

(3) 학령기 아동 학대

아동은 성인이 될 때까지 부모에게 절대적으로 의존하여 생활한다. 부모의 강압적 양육 태도는 아동의 정서적 발달을 지연시킬 수 있고, 학대를 경험한 아동은 신체적 손상, 원만한 인간 관계 형성의 어려움, 사회성 발달의 지연 등이 나타날 수 있다. 따라서 아동 학대의 징후를 발견한 즉시 관련기관에 신고하여 부모로부터 아동을 분리하여 보호해야 한다.

○ 아동 학대의 경고 신호

- 신체적 학대
- 부모에 의한 상처
- 사고에 대한 복잡한 의심스러운 말들
- 형제 또는 다른 사람에 의한 상처라고 핑계
- 이전 상처와 똑같은 부위 또는 같은 이유의 상처(침대에 떨어진 타박상 등)

- 징후와 증상이 아이의 말과 다를 때
- 보호자의 적절하지 못한 행동: 과장, 무반응, 부모의 부재 등
- 아이의 적절하지 못한 행동: 통증에 대한 무반응, 신체적 접촉에 대한 두려움
- 아이의 신체 또는 성적 학대 보고
- 가족 내 이전의 학대 보고 다쳐서 응급실에 오는 것이 반복될 때

(4) 아동기 안전 사고

2007년부터 2016년까지 최근 10년 간 어린이 교통사고 현황을 살펴보면 연평균 101.2명이 사망했고, 보행자 사망 사고가 62.3%로 가장 많고, 다음이 자동차 승차(28.8%), 자전거(7.4%) 순이었다. 계절별로 야외활동이 많은 5~10월에 사망자가 많이 발생했다. 2017년부터 2019년까지의 초등학교 학생들의 보행사상자는 1~3학년인 저학년이 62.4%를 차지하였다. 따라서 학령기 아동을 대상으로 한 교통 안전 및 생활 안전을 강화할 수 있는 교육을 수행하는 것이 필요하다.

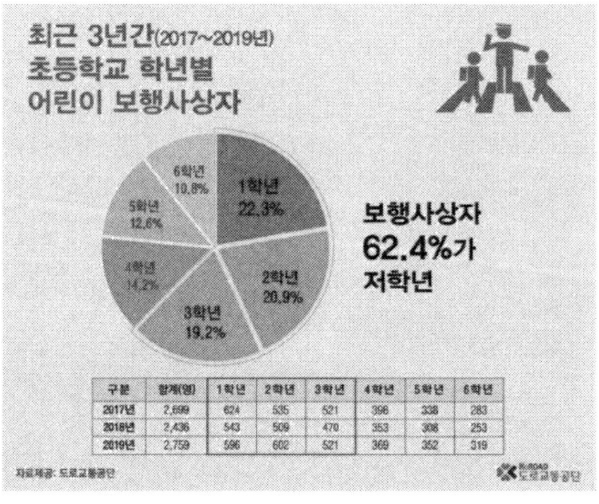

3. 건강관리

학령기 아동의 감염병 예방을 위한 예방접종은 초등학교 입학 때 실시한다. 초등학교 입학 시 실시해야 하는 예방접종은 디프테리아, 파상풍, 백일해를 예방을 위한 DTaP, 소아마비 예방을 위한 폴리오, 홍역, 이하선염, 풍진 예방을 위한 MMR, 일본 뇌염 예방접종이다.

안전 사고를 예방하기 위해서는 안전문제에 대한 대처방안을 마련하여 행동요령을 습득하는 것이 중요하다. 안전문제에 관한 대처방법은 다음과 같다.

○ 안전문제에 대한 대처방법

- 자전거 안전: 헬멧 등
- 거리 안전: 교통법규 준수교육
- 자동차 안전: 안전벨트 착용 등
- 수영장 안전: 구명복 착용, 강습 등
- 놀이터 안전: 놀이기구에 대한 안전 인증
- 화재 안전: 화재경보기 설치, 탈출 연습
- 독성물질 안전: 독성물질에 대한 보관 유의
- 낯선 사람/장소 안전: 집 전화번호, 주소 알기
- 스포츠 안전: 보호기구 사용(트램펄린 주의)
- 동물 안전: 반려동물 예방접종, 접촉 시 주의사항 교육

제6장

청소년기 발달 특성과 건강증진

1. 발달 특성
2. 주요 건강문제
3. 건강관리

제6장

청소년기 발달 특성과 건강증진

1. 발달 특성

청소년기(adolescence)는 12~20세 사이로 급격한 신체적 성장 발달이 나타나는 시기이다. 신체적 발달 특성은 빠른 신체 성장, 신체비율의 변화, 호르몬 · 내분비계의 변화, 2차 성징의 발달, 생식기관의 성숙, 순환기계 및 호흡기계 발달, 체력과 지구력 강화, 체지방과 근육의 증가 등이다. 이 시기는 또래의 영향을 많이 받고 자아 정체성을 확립해 나가는 시기로 자아정체감의 혼란이 발생할 경우 정서적으로 질풍노도의 감정, 불안정감이 증가할 수 있다. 이러한 문제를 해결하기 위한 방안으로 자기 성찰, 새로운 변화에 대한 실험과 학습, 가치와 신념의 정립 등을 강조하고 있다.

1) 신체적 발달 특성

(1) 심장과 순환기계

- 사춘기 때는 심장이 급속하게 성장한다.
- 신체의 다른 기관들과 맞을 만큼 완전히 성장한다.
- 성별에 따라 심장박동수는 다르다.
- 심장박동수: 60회/분

(2) 호흡기계

- 아동기의 호흡은 서서히 느려진다.

- 나이가 들수록 폐가 커져 흡입하는 실제 공기량이 증가하여 호흡기관을 효율적으로 활용한다.
- 남녀 모두 폐활량과 최대 호흡량이 서서히 증가한다.
- 사춘기 때는 여아보다 남아의 폐활량과 최대 호흡량이 많아진다.
- 남아는 여아보다 폐에서 효율적인 공기 교환이 이루어지고, 근육의 활용능력이 높아진다.

(3) 소화기계

- 위액의 산도는 일생동안 변화한다.
- 위액의 산도는 10세 정도에 안정적이 되나, 사춘기 때 다시 증가한다.
- 위산(HCl)의 분비량은 남자가 여자보다 많다.

(4) 골격계

- 성장 분출의 시기
- 몸통과 가슴의 성장이 최고치에 이른다.
- 남녀의 차이는 사춘기 때까지 뚜렷하지 않다.
- 여아의 사춘기가 남아보다 2년 정도 빠르다.
- 남아의 성장 속도가 여아보다 높다.
- 신장의 최고점이 나타난 후 체중의 최고점에 이른다.
- 성인과 비슷한 신체의 비율을 보인다.

(5) 근육조직

- 남아는 테스토스테론(testosterone)의 자극을 받아 근육이 발달하고 근육의 크기, 근력이 증가한다.
- 신경계의 성숙을 통해 근육의 기능이 발달한다.

(6) 지방조직

- 지방은 사춘기까지 천천히 증가한다.
- 지방 축적을 통해 여아는 여성적인 몸매를 갖게 된다.
- 체중 증가를 동반한다.
- 신체발육이 최고에 달할 때 지방은 급격히 감소한다.

• 골격이 성장한 후 근육 발달, 지방 축적, 체중 증가가 나타난다.

(7) 림프조직

• 사춘기가 되기 전에 최고점이 나타난다.
• 림프조직은 퇴화하여 성장을 마친 후 아동기 때보다 양이 감소한다.

(8) 신경계

• 촉각이 제일 먼저 발달하고, 청각, 시각 순으로 발달한다.
• 안구의 굴절력이 변화하여 근시가 증가한다.

(9) 생식계

• 사춘기 때 난소와 자궁의 성숙으로 월경이 시작된다.
• 테스토스테론(testosterone)의 분비로 인하여 고환, 음경이 성장하고 음모가 나타난다.
• 생식기가 성인의 크기로 급성장한다.
• 시상하부의 뇌하수체가 자극을 받아 생식선(고환, 난소)에서 성호르몬이 분비된다. 남성호르몬은 안드로겐(androgen), 여성호르몬은 에스트로겐(estrogen), 프로게스테론(progesterone)이다.

[표 6-1] 정상적인 사춘기 및 청소년기 발달

여아	남아
10–11세: 빠른 성장, 유방 발달, 음모 생성	11–12세: 고환 · 음낭 · 음경의 성장, 음모 생성
11–14세: 첫 월경	12–13세: 빠른 성장
12–13세: 겨드랑이의 체모 생성	13–15세: 겨드랑이 · 신체 · 얼굴의 체모 생성
	13–14세: 사정
	14–15세: 목소리가 깊어짐

[표 6-2] 신체 변화에 대한 걱정

여아	남아
유방의 크기, 월경, 월경 시 불편감, 임신, 위생, 땀(아포크린샘의 발달), 여드름, 피부문제	음경의 크기, 갑작스러운 발기, 아침의 발기, 몽정, 목소리의 변화, 땀(아포크린샘의 발달), 여드름, 피부문제

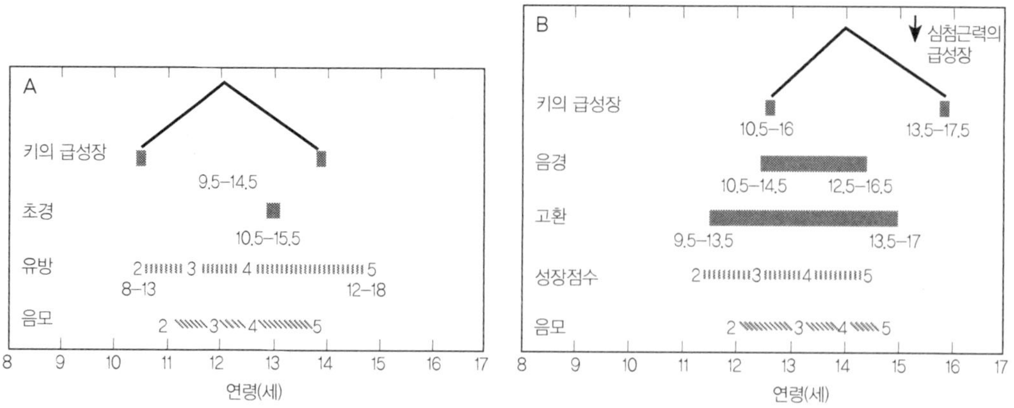

[그림 6-1] 청소년기 성 성숙도

(10) 비뇨기계

- 2세 이후 건강한 아이의 소변 구성은 변하지 않는다.
- 소변검사를 통해 소변의 구성이 변화하면 건강상태에 문제가 발생하였음을 예측할 수 있다.

(11) 치아

- 13세에 둘째 큰어금니, 14~25세에 셋째 큰어금니(사랑니)가 난다.
- 턱은 청소년기 말에 성인과 같은 크기가 된다.

(12) 통합기관

- 피부와 피부 구조물의 급격한 성숙이 이루어진다.
- 사춘기 때 여드름이 증가한다.
- 체모의 종류와 분포가 달라진다.

2) 심리사회적 발달 특성

청소년기는 급격한 변화가 나타나고 사회적으로 다양한 역할과 책임을 갖게 되어 자신을 탐색하게 되고 자아 정체감을 갖게 되는 시기이다. 이 때를 '자아 정체성의 위기'라고 칭하기도 한다.

이 시기에는 자신에 대해, 미래에 대해, 사회적 적응에 대해 스스로에게 질문하고 고민한다. 새로운 경험과 관계 형성, 과제 수행과 소속감 등을 통해 자주 생각이 변하고 마음이 바뀐다. 이 시기에 자아 정체성에 대한 갈등을 해결하게 되면 자아정체감을 형성하나, 실패하거나 자아에 대한 갈등이 길어지면 역할 혼란이 일어나고 부정적인 자아정체감이 형성되어 성인기의 갈등을 심화시킬 수 있다.

3) 인지적 발달 특성

11세 또는 12세 이후, 즉 청소년기 이후에 추상적인 사고를 통해 논리적, 체계적 사고 능력이 발달한다. 이 시기를 형식적 조작기(formal operational stage)라고 한다. 구체적인 상황을 넘어 상징적인 추론을 할 수 있고, 자료를 과학적으로 조직하고 추리할 수 있으며, 가설을 설정하고 검증하는 것이 가능하게 된다.

○ **형식적 조작기(11세 이후)**

- 추상적인 사고를 한다.
- 가설적인 수준에서 논리적, 체계적으로 사고하는 능력이 발달한다.

2. 주요 건강문제

청소년기의 건강문제를 살펴보면 10~19세가 0~9세보다 상해, 피부질환, 소화기질환, 안질환이 더 발생한다. 청소년기는 신체적 변화에 따른 정서적 불안정이 초래되어 흡연, 음주, 약물오남용, 폭력 등으로 인한 손상률이 높아진다.

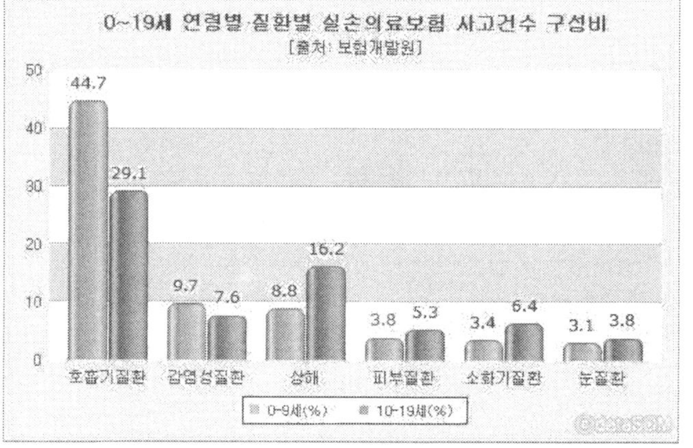

[그림 6-2] 최근 7년간 0–19세 실손의료보험사고 분석(보험개발원, 2019)

1) 척추측만증

척추측만증의 2015년도 진료 현황을 살펴보면 여성이 남성보다 1.8배 정도 많고, 10대가 전체 진료 인원 중 44.5%를 차지하였다. 2011년부터 2015년까지의 누적 진료 인원도 10대가 가장 많다. 청소년의 척추측만증 증가는 청소년의 스마트폰 보급과 관련이 깊다. 스마트폰이 본격적으로 보급된 2010년을 기점으로 청소년의 목 디스크와 척추측만증이 증가하였다.

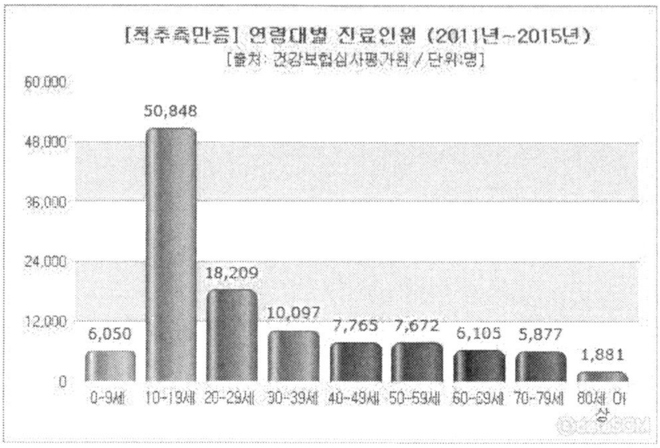

[그림 6-3] 연령별 척추측만증 진료인원(2011~2015)

(1) 척추측만증 자가진단법

- 똑바로 서 있을 때 어깨의 높이가 다르다.
- 양쪽 가슴의 크기가 다르다.
- 골반이나 엉덩이가 한쪽으로 비뚤어져 있다.
- 양쪽 어깻죽지 뼈 중 한쪽이 튀어나와 있다.

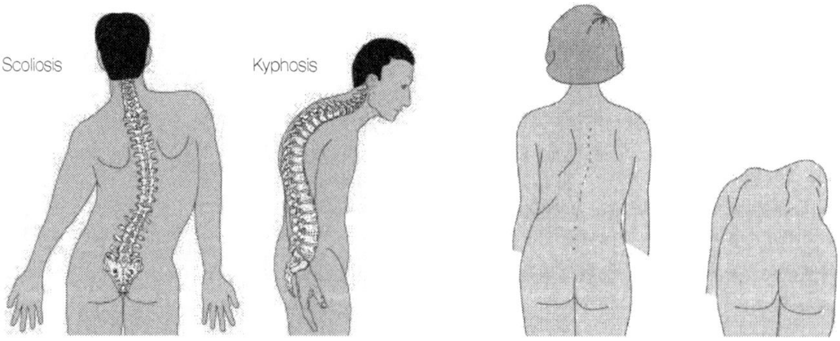

- 차렷 자세에서 몸통과 양쪽 팔 사이의 간격이 동일하지 않다.
- 몸을 앞으로 숙였을 때 한쪽 등이 튀어 나온다.

2) VDT증후군

VDT증후군(video display terminal syndrome)은 장시간 동안 모니터를 보며 키보드를 두드리는 작업을 할 때 생기는 신체장애이다. 주요 증상은 안구건조증, 시력장애, 근육피로, 스트레스, 생식기능장애 등이다. VDT증후군이 지속되면 거북목증후군, 목디스크, 근막통증후군, 손목터널증후군 등이 발생한다.

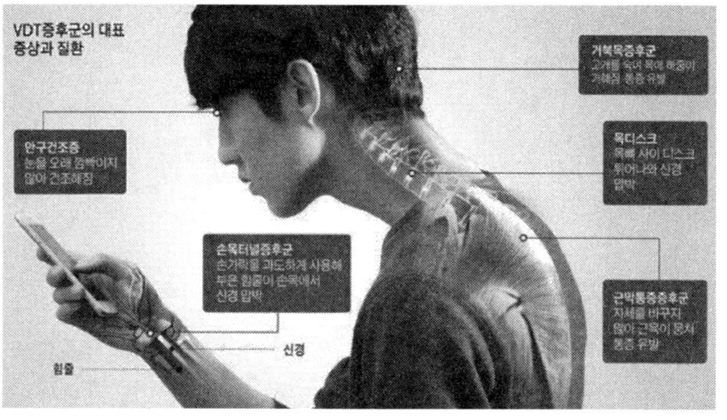

(1) VDT증후군 자가진단

- 눈 주위가 가렵다.
- 손과 손목의 통증이나 손가락이 저린 느낌이 든다.
- 눈에 열감이 느껴진다.
- 목과 어깨가 뻣뻣하고 결리는 느낌과 통증이 있다.
- 눈이 충혈되고 평소 눈물이 자주 난다.
- 눈을 뜨고 있기가 불편하다.
- 등이 굽고 목이 앞으로 나온듯한 느낌이 있다.
- 눈이 피로하고 눈앞이 흐리다.
- 눈에 이물감이 심하게 느껴진다.
- 머리가 항상 무겁고 아프다.

10개 항목 중 한가지라도 해당하면 VDT증후군 '의심', 6가지 이상이면 '심각'에 해당한다.

(2) VDT증후군 예방하기

- 위 아래 목 젖히기
- 어깨 으쓱하기
- 목 근육 이완하기
- 좌우 고개 이완하기
- 목 근육 강화하기

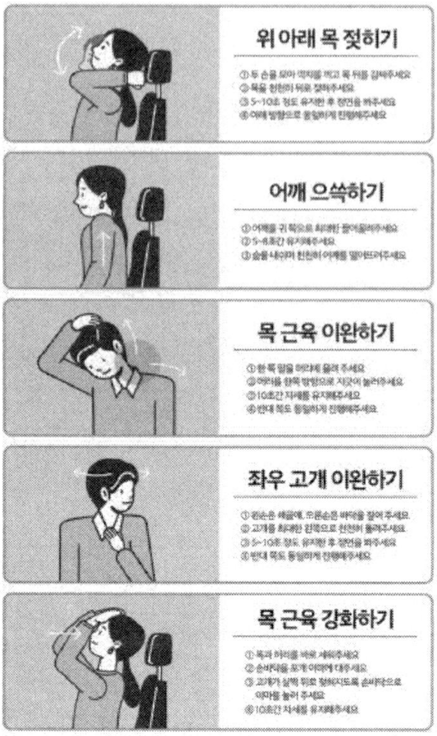

3) 비만

2019년에 조사된 청소년의 비만율(2019)이 남학생 13.8%, 여학생 8.1%이었고, 최근 30일 동안 체중감소를 위해 노력한 적이 있는 체중감소 시도율은 남학생 25.2%, 여학생 41.6%이었다. 신체 이미지 왜곡 인지율은 남학생 17.7%, 여학생 29.8%로, 체질량지수 85백분위수 미만의 학생 중 자신의 체형을 살이 찐 편이라고 인지한 경우가 매우 높았다.

청소년 비만은 유전적 요인, 질병, 대사장애, 식이행동, 심리-사회적 요인에 의해 설명된다. 부모가 비만일 경우 비만 영아, 비만 아동이 될 가능성이 높고, 비만 영아와 비만 아동이 되는데 식이행동이 질병과 함께 중요한 작용을 한다. 가족의 식습관, 문화적 습관, 과잉 섭취, 활동 저하가 청소년기 전에 비만을 발생시키고 청소년기의 비만이 낮은 자존감, 심리적 고통, 사회적 고립을 과식, 폭식을 하게 되고 체중증가가 죄책감과 수치심을 가져와 자존감을 떨어뜨리는 악순환이 반복된다.

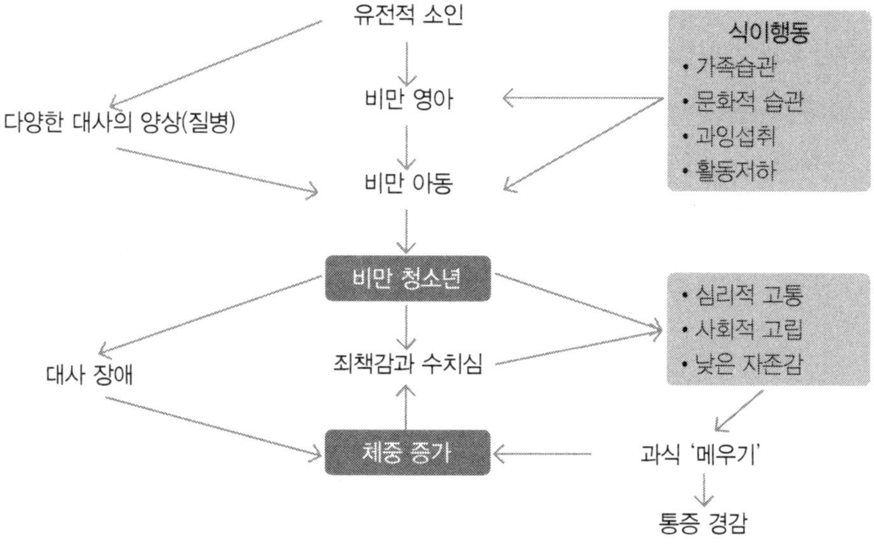

[그림 6-4] 청소년 비만의 복합적 관계

4) 폭력

청소년기의 폭력 행동에 기여하는 요인은 폭력에 대한 취약성을 증가시키는 내적 선행요인과 외적 선행요인, 내적 촉진요인, 외적 촉진요인이 있다. 폭력에 기여하는 선행요인

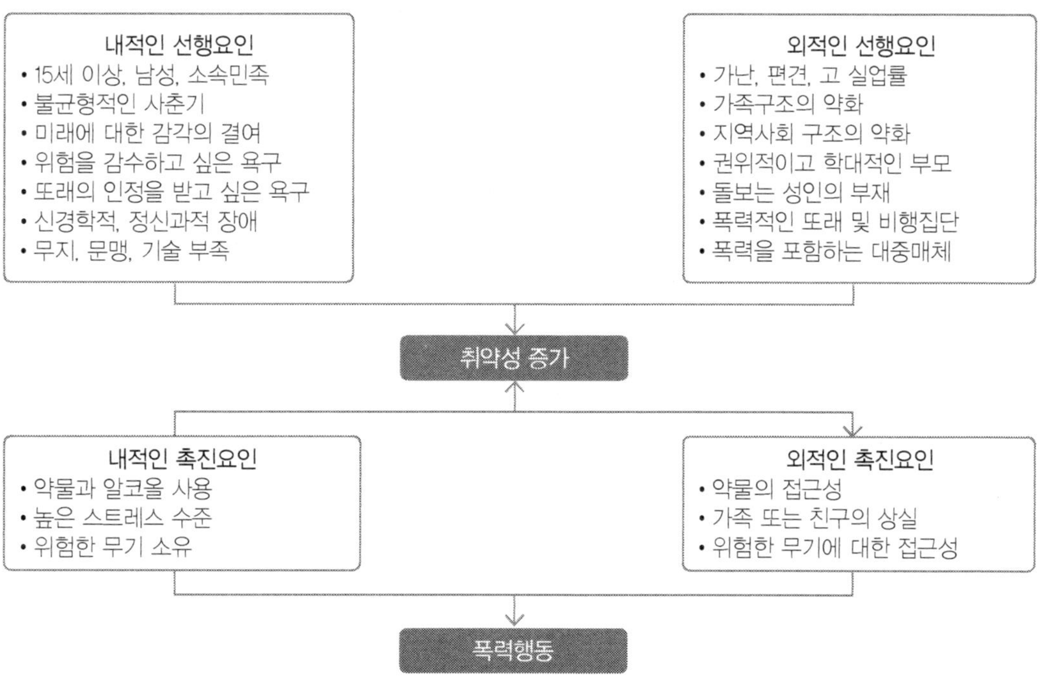

[그림 6-5] 청소년 폭력에 기여하는 요인

은 청소년의 인구사회적, 정신심리적 요인과 가정 환경, 지역사회의 구조적 특징, 폭력에 대한 인식 등을 포함하고, 촉진요인은 폭력행동을 직접적으로 유발할 수 있는 약물, 알코올, 스트레스 등을 포함한다.

4) 청소년기 성장 발달 관련 문제

- 청소년 비행
  무단결석, 가출, 음주, 흡연, 폭행, 강도, 패싸움, 성범죄, 사이버 범죄 등
- 약물오남용
- 자살
- 혼전 임신, 인공임신중절, 미혼모
- 여성형 유방(남)
- 여드름
- 학업 스트레스 등

3. 건강관리

1) 건강검진

청소년 건강검진은 성인의 건강검진과 같이 문진 및 진찰, 기초검사, 영상검사, 소변검사, 혈액검사, 구강검사, 건강상담으로 구성된다.

(1) 건강검진 항목

- 문진 및 진찰 : 일반건강상태, 건강행동평가
- 기초검사 : 신장, 체중, BMI, 혈압, 시력과 청력
- 영상검사 : 흉부 방사선 촬영(결핵)
- 소변검사 : 요단백, 요잠혈
- 혈액검사 : 혈색소(빈혈), 혈당(당뇨병), 총콜레스테롤(이상지혈증), 간기능 등
- 구강검진
- 건강상담

(2) 발달 특성을 고려한 항목

- 심전도
- 자궁경부세포진검사(Pap test)
- 성매개감염병(STD) 선별검사
- 척추측만증
- 식이장애
- 운동으로 인한 손상
- 문신, 피어싱 등

2) 예방접종

성인기보다 청소년기에 참여할 경우 더 높은 면역력을 획득할 수 있는 예방접종이 있다. 대표적인 예방접종이 사람유두종바이러스(인유두종바이러스, HPV) 감염증 예방접종이다. 우리나라는 한 해 3천명 이상의 자궁경부암 환자가 발생하고, 연간 900명 정도가 자궁경부암으로 사망한다. HPV 예방접종은 성 접촉이 발생하기 전 면역력을 획득하는 것이 중요하므로, 만 12세 청소년에게 예방접종을 권장하고 있다.

(1) 중학교 입학 시 권장사항

- Tdap/Td (디프테리아, 백일해, 파상풍) 예방접종
- 사람유두종바이러스(HPV) 감염증 예방접종

(2) 청소년기 권장사항

- Tdap/Td
- MMR
- A형 간염, B형 간염
- 수두 예방접종
- 사람유두종바이러스(HPV) 감염증 예방접종 등

Vaccination Schedule

대한소아청소년과개원의사회

청소년·성인 예방접종

예방접종 \ 만 연령	11~12세	13~29세	30~39세	40~49세	50~64세	65세 이상
파상풍, 디프테리아, 백일해	처음 1회 Tdap 이후 10년 마다 Td 1회, 매 임신시 Tdap 접종 (27주~36주)			처음 1회 Tdap, 1, 7 개월 후 Td, 이후 10년 마다 Td.		
일본뇌염 사백신	5차 완료					
A형 간염	2회 (0, 6개월)		30세 이상은 항체검사 후 접종			
B형 간염	3회 접종이 불확실 할 때 항체 검사 후 접종 (0, 1, 6개월)					
홍역, 볼거리, 풍진	임신 계획 여성에서 풍진 항체 검사 후 접종, 1967년 이후 출생 MMR 1개월 간격 2회 접종					
수두	이전 접종이 불확실할 때 13세 이상에서 항체 검사 후 2회 접종, 유행 시 수두 2차 접종 고려					
인유두종바이러스 (HPV)	· 가다실 : 만 9~26세 여성과 남성 3회 접종 (만 9~13세 여아/남아 2회 접종) · 서바릭스 : 만 9~25세 여성 3회 접종 (만 9~14세 여아 2회 접종)					
수막구균	만 55세까지 1, 2회 접종					
폐렴구균	23가 (만 2세~성인) 65세 이전 접종 시 이미 5년 이상 경과하였다면 65세 이상 재접종 고려 13가 1회 접종					
대상포진					50세 이상 1회 접종	
독감	전연령 매년 1회 접종 (생백신은 만 50세 미만 연령 사용)					

3) 건강생활실천

(1) 상해와 안전

청소년의 안전벨트 미착용률을 살펴보면 남학생의 경우 앞좌석이 14.1%, 뒷좌석이 51.7%이었고, 여학생은 앞좌석이 14.0%, 뒷좌석이 54.4%으로 뒷좌석의 안전벨트 착용률이 낮았다. 연령별 차이는 중학생보다 고등학생의 미착용률이 더 높았다. 따라서 청소년을 대상으로 한 안전벨트 착용, 헬멧 착용, 운동/작업 시 보호장비 착용, 심폐소생술

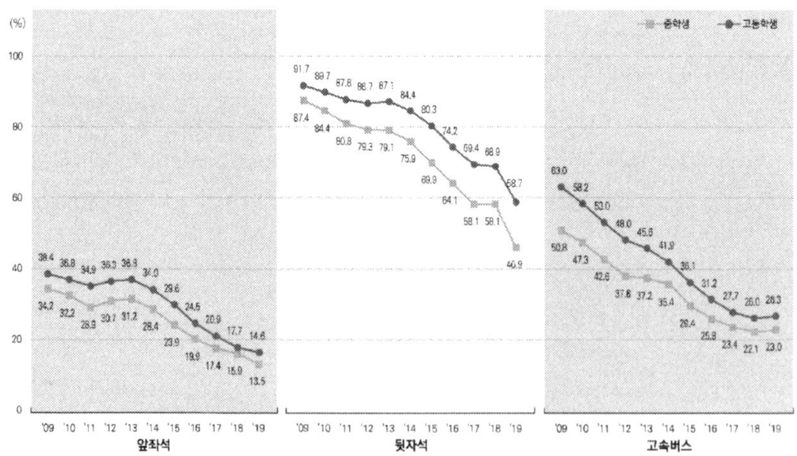

[그림 6-6] 청소년의 안전벨트 미착용률(2019)

(CPR) 훈련, 자외선 노출 예방, 소화기 안전 보관 및 사용법 숙지를 위한 안전교육을 강화해야 한다.

(2) 성 관련 행동

청소년의 성관계 경험률은 4.6%이고, 중학생이 2.5%, 고등학생이 6.4%이었다. 성관계 시작 연령은 13.1세로 남학생(12.9세)이 여학생(13.4세)보다 낮았다. 사회적 책임에 대한 인식이 강화되지 않은 상태에서 성관계를 경험함으로써 원치 않는 임신을 하는 경우가 많다. 19세 이하의 임신 관련 진료 건수는 해마다 감소하는 추세를 보이고 있으나, 연간 2,000명이 넘는 학생들이 임신 관련 진료를 받는 것으로 보고되고 있다.

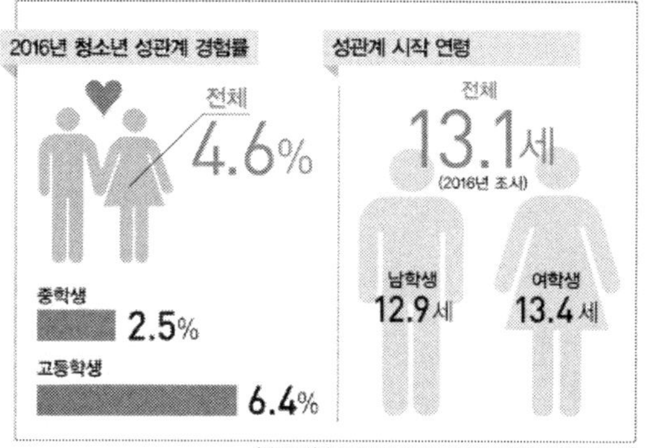

(자료 : 질병관리본부 '2016년 청소년 건강행태 온라인조사')

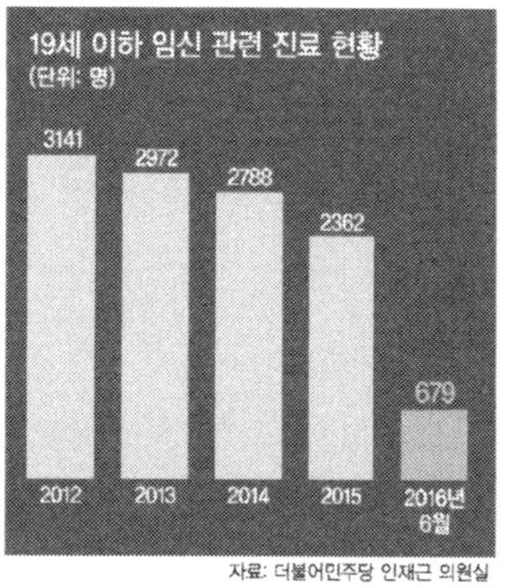

자료: 더불어민주당 인재근 의원실

(3) 치아 건강

2018년 아동구강건강실태조사결과에 따르면 청소년 중 충치를 경험한 학생은 56.4%이고, 충치가 있는 학생은 6.9%이며, 평균 충치 수는 1.84개이었다. 영구치 충치가 발생하

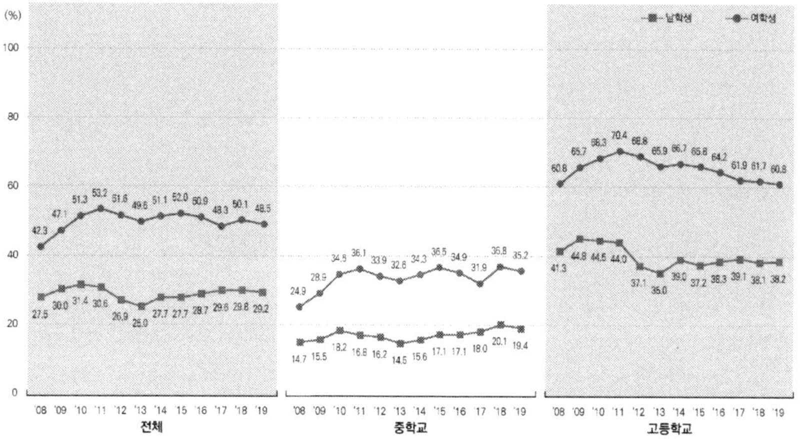

[그림 6-7] 청소년의 점심식사 후 칫솔질 실천율(2019)

는 것은 식습관과 칫솔질 실천과 관련이 있다. 청소년 중 점심식사 후 칫솔질을 하는 남학생이 29.2%, 여학생이 48.5%로 칫솔질 실천율일 낮았고, 중학생이 고등학생보다 낮았다. 따라서 식사 후 칫솔질을 실천하는 습관과 1일 2회 이상 양치, 치실 사용을 유도하는 교육이 필요하고, 6개월 마다 규칙적으로 치과를 방문하도록 독려하는 것이 필요하다.

(4) 식이조절과 운동

청소년의 건강증진을 위해 다양한 건강식품 선택, 열량 섭취, 에너지 소비의 균형 유지를 도모하고, 지방과 콜레스테롤을 제한하며, 곡식, 과일, 야채 섭취를 권장해 나가야 한다.

청소년의 식이장애에는 신경성 식욕부진증과 신경성 폭식증이 있고, 신경성 식욕부진증은 음식 섭취 자체를 제한하는 경우와 폭식 후 하제를 사용하는 경우가 있다. 신경성 폭식증에는 하제 사용 유무를 가지고 하제 사용형과 하제 비사용형으로 구분한다. 청소년의 식이장애는 정신적 문제와 대사장애를 초래할 수 있으므로 조기에 개입하여 치료하는 것이 좋다.

청소년기는 외부의 활동량이 증가하고, 과도하고 격한 운동이 증가하는 시기이다. 안전한 운동 실천을 위해 운동 전 의학검진을 통해 안전 사고를 예방하는 것이 중요하다. 운동 전에 심혈관계질환, 고혈압, 천식 등의 발병 여부를 확인하고, 경련 장애, 비장 비대, HIV 감염에 대해 검사하며, 쌍으로 존재하는 기관 중 한 개가 소실(눈, 신장, 고환 또는 난소) 또는 기능이 저하된 것은 없는지 검사한다.

(5) 물질사용

청소년기는 과도기적 발달 특성에 의해 흡연, 음주, 약물의 오남용 등의 위험 행동이 나타날 수 있다. 담배와 술, 약물은 청소년기의 건강에 악영향을 미칠 뿐만 아니라 비행, 범죄로 이어져 사회적 부담을 증가시킬 수 있다. 따라서 혹 해로운 물질을 사용한 후라면 운전, 수영, 보트 타기, 자전거 타기, 오토바이 타기 등을 금지시켜야 한다.

① 약물 오남용의 징후

- 변화된 수면패턴: 기면상태, 졸려함, 무기력, 과다행동
- 정서 불안정
- 식욕의 변화
- 눈에 띄게 화를 잘 냄
- 친구, 학교 및 다른 활동에 대한 흥미 상실

- 비밀스러움
- 가지고 있는 재산이나 돈의 상실
- 판단력 손상
- 위생상태 및 외모의 변화

② 흡연

청소년의 흡연율은 6.7%로 다소 감소한 추세를 보이고 있다. 남학생이 9.4%로 감소하는 추세를 보이고 있으나, 여학생이 3.7%로 증가하는 추세를 보이고 있다. 청소년 흡연에 영향을 미치는 사람은 친구이고, 흡연의 계기는 스트레스 해소(31.5%), 호기심(31%), 친구와 선배 등 주변인의 권유(20.8%)이었고, 부모의 소득수준이 낮거나, 학력이 낮을 경우 청소년의 흡연율이 높았다.

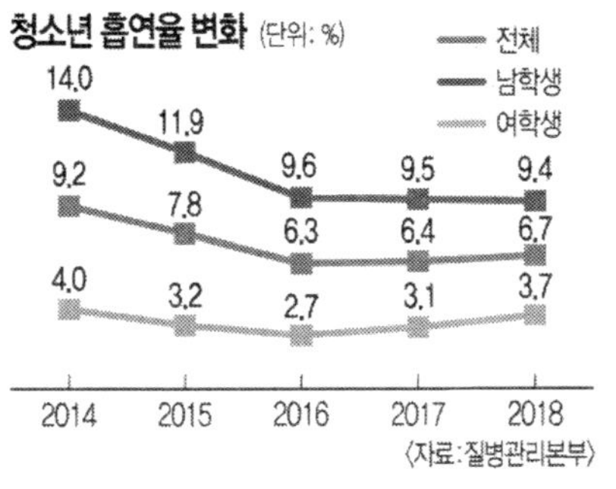

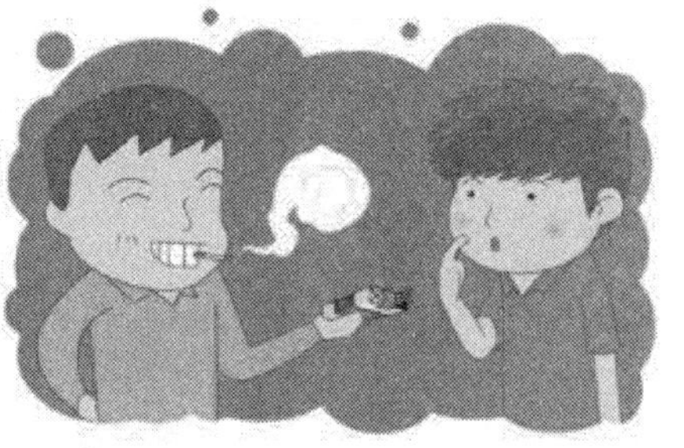

○ 흡연 거절 방법: "담배 피워 볼래?" 라는 친구의 권유를 거절하는 방법

- 아니, 나는 담배 안 피워.
- 아니, 나는 지금 운동 훈련 중이야.
- 아니, 나는 담배 냄새가 싫어졌어.
- 아니, 나는 담배 끊었어.
- 아니, 난 담배 연기에 알레르기가 있어.
- 아니, 난 천식이 있어.
- 아니, 담배는 조잡한 화학 물질 투성이일 뿐이야.
- 아니, 담배 피우는 것은 내 스타일이 아니야.
- 아니, 담배를 피우면 숨 쉬는 것이 힘들어져.

○ 담배없이 스트레스 해소하는 방법

- 올바른 식습관을 갖도록 한다.
- 충분한 휴식과 수면을 취한다.
- 일의 우선 순위를 정하고, 가장 중요한 일부터 한다.
- 책상을 정리한다.
- 문제가 생기면 신뢰할 수 있는 사람(예: 부모님, 선생님, 친구 등)과 대화를 나눈다.
- 자전거나 스케이트 등의 스포츠를 통해 적극적으로 신체활동을 실천한다.
- 하이킹 등의 야외 활동을 한다. 하고 싶은 일을 미리 적고(영화 보기, 음악 듣기, 친구랑 수다 떨기 등), 스트레스가 느껴질 때 이 중 한 가지를 선택하여 해본다.
- 웃는다. 웃기는 비디오를 빌리거나 TV 프로그램을 보고 친구와 농담을 하면서 가능한 많이 웃도록 한다.
- 일기나 시를 쓰고 노래를 만들어 보는 것도 방법이다.
- 명상을 한다. 요가나 심호흡을 하면서 명상을 한다.
- 산책하러 나가거나 따뜻한 물에 샤워를 한다.
- 지금 스트레스를 만드는 그 문제가 향후 20년 이내에 큰 문제가 될 것인지 자신에게 물어본다.
- 자원 봉사를 한다.
- 고양이나 강아지, 금붕어 등과 같은 반려동물과 시간을 보낸다.
- 좋아하는 음악에 맞춰 춤을 춰 본다.
- 스트레스가 느껴지면 잠시 휴식을 취한다.
- 긍정적인 태도를 갖는다.
- 자신의 한계를 정확히 알고 받아들인다.
- 자신의 단점이나 한계로 인해 속상해 하지 말고 장점을 잘 살리도록 노력한다.

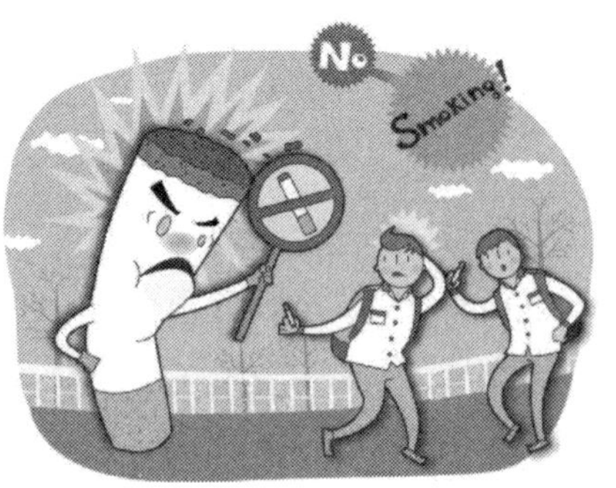

③ 음주

청소년의 음주율은 전반적으로 감소 추세에 있으나, 위험음주가 50.4%, 문제음주가 35.8%로 매우 높고, 음주에 대한 첫 경험이 13.2세로 어린 나이에 알코올에 노출되고 있다. 청소년 주류 판매 적발률은 일반음식점이 72.8%로 가장 높고, 편의점과 슈퍼가 25.7%로 청소년이 주변 환경에서 주류에 쉽게 접근할 수 있는 것으로 나타났다. 청소년에게 술과 담배를 판매하다 적발된 업주는 해마다 8,000명이 넘었고, 술과 담배를 구입하다 적발된 청소년은 해마다 증가하고 있다.

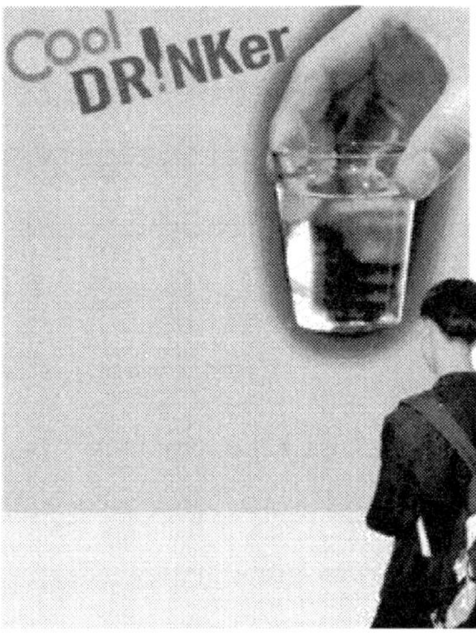

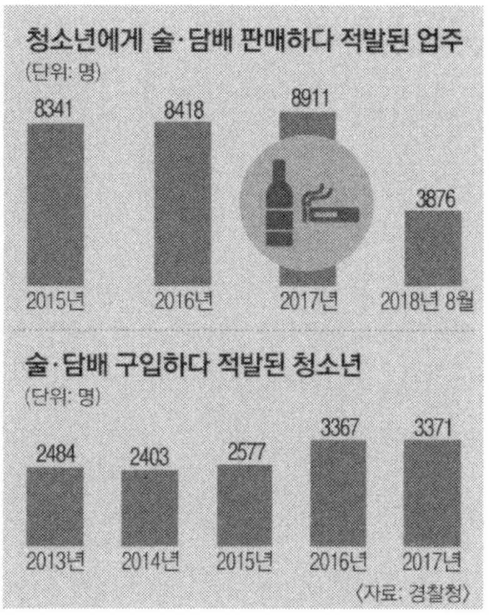

청소년의 알코올 중독 진료 현황은 2010년에 922명에서 2017년에 1,968명으로 7년 사이에 2배 이상이 증가하였고, 음주상태에서의 청소년 주취범죄율은 감소하지 않고 있다. 청소년 음주는 다른 약물의 사용, 가출, 폭행, 음주운전, 성범죄로 이어질 가능성이 높다. 청소년의 사고 및 범죄 발생 중 성추행은 음주청소년이 비음주청소년보다 2.2배, 폭력은 4.6배 더 많았다.

○ 청소년의 음주 폐해

청소년의 음주로 인한 건강폐해는 신체적, 인지행동적, 정서적 문제가 있다. 음주로 인한 신체적 문제는 뇌신경세포 손상, 성장호르몬 분비 억제, 조기 노화, 남성 성기능 저하, 여성 불임 초래, 성인음주로 이어져 알코올 중독, 만성질환 발생 등이고, 뇌손상은 인지적 문제를 함께 야기시킨다. 인지행동적 문제는 사고력 저하, 학습능력 저하, 기억력 감퇴, 판단력 저하, 집중력 감소, 방향감각 상실, 흡연으로 이어져 약물사용 증가 등이 있다. 음주로 인한 정서적 문제는 감정조절 불가, 통제 불능, 공격적 및 충동적 변화, 청소년 비행 유발, 법적 문제 야기, 자아존중감 감소, 정신적 피해로 인한 우울증, 불안증 발생 등이다.

④ 정신건강

청소년의 행동 특성은 반항적, 따지기 좋아하고, 무례하고, 정직하지 못하고, 책임감이 부족한 것으로 특징 지워진다. 반면 사생활과 교우관계를 중시한다. 청소년의 스트레스 인지율은 39.9%로 여학생(48.8%)이 남학생(31.7%)보다 높고, 최근 1년간의 우울감 경험률도 28.2%로, 여학생(34.6%)이 남학생(22.2%)보다 높다. 최근 1년간의 자살 생각률 역시 13.1%로, 여학생(17.1%)이 남학생(9.4%)보다 높다. 따라서 청소년의 정신건강수준을 파악하기 위해서는 청소년이 표현하는 감정을 함부로 과소평가하지 말아야 하고, 자존감을 증진시킬 수 있는 다양한 방안을 모색해야 한다. 이와 함께 도움이 필요한 청소년을 위해 적절한 예방대책을 수립하여 도움을 주어야 한다.

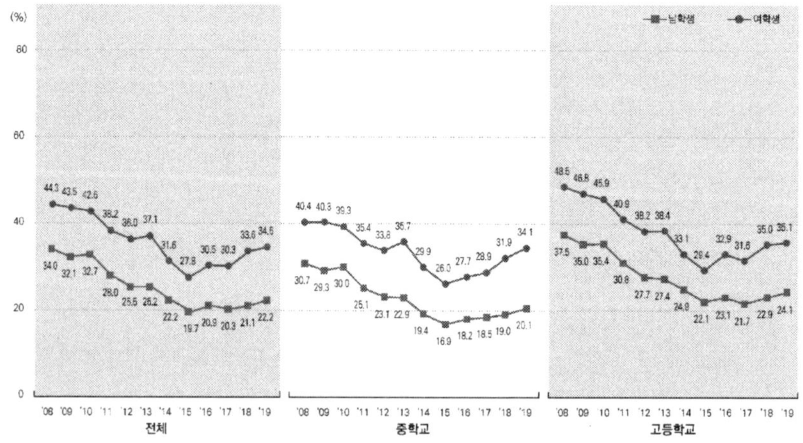

[그림 6-8] 청소년의 우울감 경험률(2019)

○ 우울증 및 자살의 징후 사정

- 크게 운다.
- 불면증
- 식이장애
- 사회적 고립
- 행동화 행위: 학교공포증, 성적 부진, 무단 결석, 분노 표출, 약물 남용

- 절망감
- 설명할 수 없는 신체 증상
- 외모에 대한 관심 상실
- 가지고 있는 물건이나 소유물을 포기함

○ 청소년의 긍정적인 자아존중감 증진

- 긍정적으로 대하라.
- 업적을 인정하라.
- 진정으로 관심보여라.
- 민감해져라.
- 자기표현을 격려하라.
- 의견을 가치있게 받아들여라.
- 비하하지 않는다.
- 존중하라.
- 의사결정을 격려하라.

제 7 장

청년기 발달 특성과 건강증진

1. 발달 특성
2. 주요 건강문제
3. 건강관리

제 7 장

청년기 발달 특성과 건강증진

1. 발달 특성

청년기(early adulthood)는 20~40세 사이로 성인 초기라고도 한다. 성인기는 20~40세를 성인 초기로, 40~60세를 성인 중기로, 60세 이상을 성인 후기로 구분하는 학자도 있고, 19~35세를 청년기, 36~64세를 중년기, 65세 이상을 노년기로 구분하는 학자도 있다. 발달단계를 구분하는 연령기준이 학자마다 차이가 있기 때문에, 본 저서에서는 20~40세를 청년기로, 40~60세를 중년기로, 60세 이상을 노년기로 구분하였다.

청년기는 경제적 독립이 이루어지고 새로운 직업을 찾아 사회로 진출하는 시기이다. 이성에 대한 관심이 높아지고, 배우자를 선택하여 가정을 만들어 함께 사는 방법을 배우며, 자녀 출산을 통해 가족을 형성하는 시기이다.

1) 신체적 발달 특성

(1) 심장과 순환기계

- 25세 이후 심장, 전립선은 일정한 무게를 유지한다. 타 기관은 노화와 함께 무게가 감소한다.
- 정상적인 심박동수(60~90회/분), 호흡수(18~24회/분)를 유지한다. 여성의 심장박동수, 체온은 남성보다 약간 높다.
- 수축기혈압은 110~130mmHg, 이완기 혈압은 70~90mmHg 사이로 정상 혈압을 유지한다.

- 20~30세 사이에 최대 심박출량에 도달한다. 심장박출량은 25~65세 사이에 30~40% 정도 감소한다.
- 운동 시 심장의 강도와 박동수를 늘릴 수 있는 능력이 서서히 퇴화한다.
- 심근이 두꺼워지고 혈관 내 지방 침전물이 쌓여 혈류를 감소시킨다.

(2) 호흡기계

- 호흡 속도는 남녀 간 차이가 없다.
- 폐활량은 20~40세에 감소하나, 실제 흡입하는 공기량은 증가한다.
- 남자는 25세, 여자는 20세에 최대 폐활량, 호흡기능 갖는다.
- 남성이 여성보다 효율적으로 호흡 교환이 이루어진다.
- 폐의 탄력이 감소하면서 호흡기계 감염 위험이 증가한다. 운동을 통해 폐활량을 유지하는 것이 중요하다.

(3) 소화기계

- 위의 움직임(음식 섭취, 소화, 흡수, 배출)은 생리적 요구에 대한 반응이다.
- 위는 연령이 증가함에 따라 위축된다.
- 신진대사의 감소, 효소생산의 감소, 위산의 감소
- 30세 이후 소화액 분비가 감소하여 위에 대한 불편감을 느낀다.
- 소화 불량이 증가한다.
- 위의 움직임은 출생부터 노년기까지 긴장, 걱정 등에 민감하게 반응한다.
- 기초대사량이 감소하여 체중이 증가한다. 섬유소, 수분의 섭취를 통해 장 운동을 촉진시키고, 규칙적인 배설을 유지한다.

(4) 골격계

- 골 질량이 가장 높은 시기는 약 35세이다.
- 20~39세 사이에 최대 신장을 기록한다.
- 남성은 30세까지 느리게 척추가 성장하고, 여성은 대개 20세 이전에 성장이 멈춘다.
- 중년기부터 척추 디스크가 얇아진다.

(5) 근육조직

- 근육량이 서서히 지속적으로 증가한다. 성인 초기에는 격렬한 운동을 통해 근육량

을 증가시키나, 성인 후기에는 격렬한 운동에 참여할 기회가 감소하여 근육량이 점차 감소한다.

- 근육량은 성인 초기에 최고치를 기록한 후, 감소한다.
- 운동을 통해 근육의 내구력, 힘, 강도 등을 향상시킬 수 있다.
- 남성이 여성보다 근육량이 많다. 성별에 따른 근육량의 차이가 발생한다.
- 피로감을 느끼지 않고 작업을 수행할 수 있는 연령은 약 35세까지이다. 35세 이후부터는 손상 예방을 위한 적당한 휴식이 필요하다.

(6) 지방조직

- 완전 성숙기를 지나면서 지방이 축적되기 시작한다.
- 성인이 되어서도 사춘기 때 증가한 지방을 유지한다.
- 복부와 둔부가 늘어나고, 외형이 변화한다.

(7) 림프조직

- 사춘기 이후 퇴화된 양을 유지한다.

(8) 신경계

- 신경계 세포의 수 및 뇌의 크기가 감소한다.
- 지각 속도와 정확도를 유지한다. 지각수준은 20~30세가 절정기이다.
- 25세 이후부터 수정체의 혼탁이 증가한다.
- 청력이 감퇴되기 시작하고, 큰소리에 과도하게 노출될 경우 청력 소실이 가속화된다.

(9) 생식계

- 안정적인 월경주기를 유지한다.
- 생식기는 임신 중 최대 크기가 된다.
- 성적으로 안정적인 시기이고, 안정된 패턴을 형성한다.

(10) 비뇨기계

- 성인의 신체조성은 58%가 수분이다.
- 사구체 여과율이 20~90세 사이에 47% 정도 감소한다.

(11) 내분비계

- 모든 내분비선(갑상선, 부신, 뇌하수체, 부갑상선, 랑게르한스섬 등)의 기능이 감소한다.

(12) 치아

- 청소년 후기 또는 20대 초반에 사랑니가 난다.
- 사랑니로 인해 통증이 발생할 경우 수술적 방법으로 치료해야 한다.
- 치은염 발생이 증가한다. 치은염은 성인기 치아 수 감소에 주요 원인이 된다.
- 규칙적인 양치질, 치실 사용, 음식 과다섭취 제한, 6개월마다 치과 방문 등이 강조되는 시기이다.

(13) 통합기관

- 체모가 성장한다.
- 주름 등의 피부의 변화가 시작된다.

2) 성적 발달 특성

성은 sex, gender, sexuality로 구분된다. 섹스(sex)는 해부학적, 생물학적 특정으로 구별되는 성 또는 성 행위를 말하며, 젠더(gender)는 역사적, 사회적, 문화적으로 구성된 남성, 여성의 성별을 말한다. 섹슈얼리티(sexuality)는 성 역할, 관계 형성, 성에 대한 사고, 감정, 태도 등을 모두 포함하는 성을 말한다.

성적 발달은 20세 중반부터 안정된 패턴을 형성한다. 성적 반응은 흥분기, 안정기, 오르가즘기, 해소기로 구분한다.

3) 심리사회적 발달 특성

청년기는 새로운 사회적 진출을 통해 사회 구성원과의 네트워크를 구축하고 친밀감을 형성하는 시기이다. 이 시기는 협력이 중요하고, 사랑의 결실로 배우자와 가정을 만들고 가족을 형성한다. 청년기에 자신이 속한 조직 내에서 친밀감을 형성하지 못하면 사회적 고립을 느끼게 되고, 타인과의 관계 형성에 어려움을 겪게 된다. 다시 말해 확고한 자아정체감을 형성하고 사랑, 애정 등의 친밀감을 획득하기 위해서는 자아성찰을 통한 정서적 관계 형성, 자신의 역할 인지 및 자아 표출이 이루어져야 한다. 만약 자아정체성이 형성되지 못한 경우 의미있는 관계를 회피하고 고독, 자기 몰입 등이 발생할 수 있다.

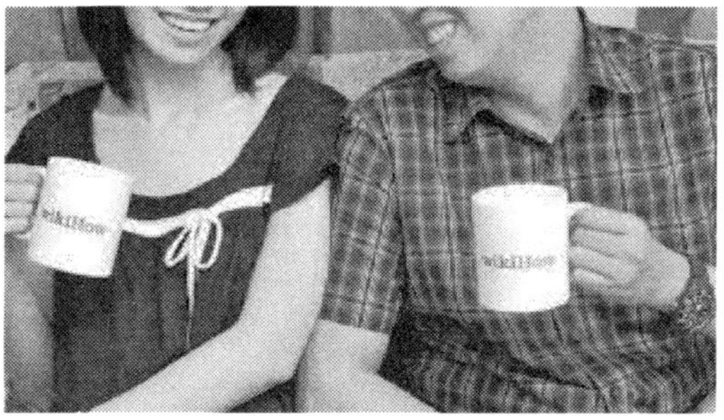

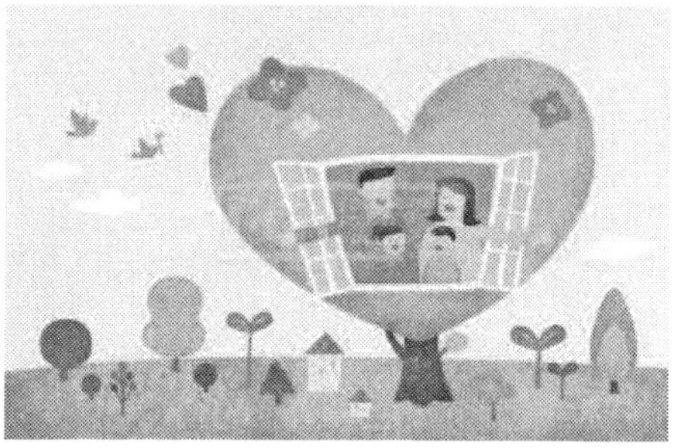

(1) 직업 선택 및 취업

- 일은 성인기의 주된 사회적 역할을 규정한다.
- 직업은 개인적, 사회적, 문화적, 재정적 생존을 가능하게 한다. 직업은 자기가치관, 존경, 창의성을 강화시키고, 명망과 사회적 인지를 나타낸다.
- 직업 역할이 개인의 자아정체성에 영향을 미친다.
- 취업, 승진, 해고, 은퇴 등의 직업 주기를 거치게 된다.
- 원치않는 실업이 불안감, 스트레스를 유발하고 가족 지지체계를 약화시킬 수 있다.

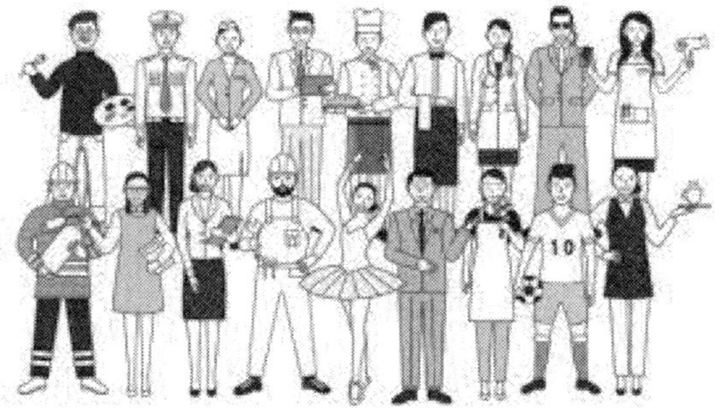

(2) 가정 및 가족 형성

- 성인 초기에 대부분 새로운 가정과 가족을 만든다.
- 최근 들어 가족의 구성과 구조가 점차 다양화되고 있다.
- 경력, 재정적 안정성 등이 임신과 양육에 영향을 미친다.
- 자아정체성이 확립되지 못하면 인간관계 내에서의 갈등이 발생하고 친밀한 관계 형성을 방해한다.

(3) 사교관계의 확장

- 연령, 자녀의 나이, 결혼기간, 취업상태, 지역사회 내에서의 관심사 등에 따라 친구를 선택한다.
- 성인기에 형성된 인간관계는 오랫동안 지속되고, 분리된 상태에서도 유지되는 경향이 있다.
- 사교관계의 확장을 통해 정서적 지지와 안정감을 획득해 나간다.

4) 운동 발달

청년기는 신체적 효율성이 최고수준에 도달하는 시기이다. 근육의 강도와 협동능력이 20~40세 사이에 최고조에 달하고, 이후 감소한다. 등, 팔, 다리의 근육이 발달한다.

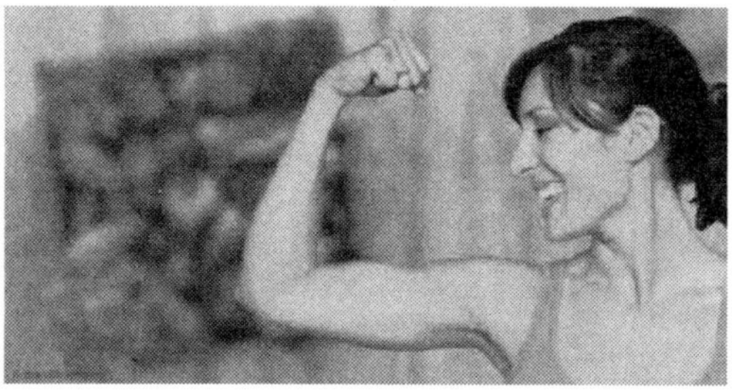

2. 주요 건강문제

1) 정신건강

(1) 스트레스

청년기는 다른 연령집단 보다 다양한 역할을 수행하고, 크고 작은 변화의 과정에서 스트레스를 경험한다. 새로운 역할을 수행하고, 외모에 대한 관심이 높다. 스트레스는 생활의 변화로 인한 생리적, 심리적으로 불안정한 상태를 말하며, 스트레스로 인한 신체적 증상은 두통, 근육통, 위통 등이고, 심리적 증상은 신경과민, 불안, 긴장, 짜증, 우울 등이다. 청년기는 사회로 진출하고, 가정을 만들면서 직업인, 배우자, 부모 등의 새로운 역할이 주어진다. 역할이 변화할 때 자신에 대한 기대수준이 너무 높거나 역할 긴장, 역할 갈등 등이 발생하면 스트레스가 높아지게 된다.

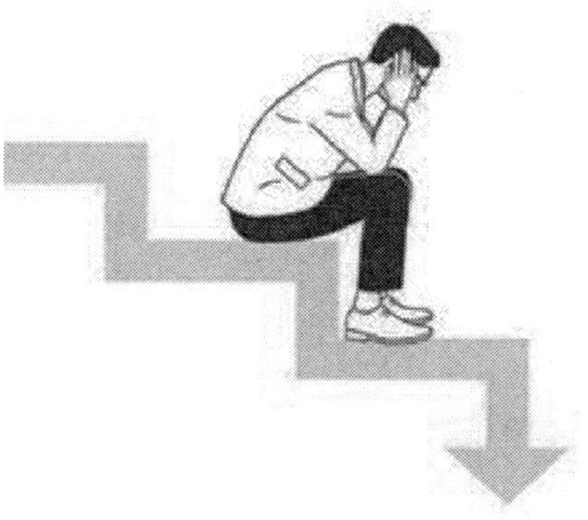

(2) 우울증

우울증은 일시적으로 기분만 저하된 상태를 뜻하는 것이 아니라 생각의 내용, 사고과정, 동기, 의욕, 관심, 행동, 수면, 신체활동 등 전반적인 정신기능이 저하된 상태를 말한다. 성인 초기인 청년기는 성인 후기인 중년기보다 우울증, 불안장애 등의 발생률이 높다. 원인은 신경전달물질의 불균형, 유전, 생활의 변화, 질환 또는 약물 복용 등이며, 증상은 지속적인 우울감, 의욕 저하, 불면증 등 수면장애, 식욕 저하 또는 증가, 체중 변화, 주의집중력 저하, 자살에 대한 반복적인 생각, 자살 시도, 부정적 사고, 지나친 죄책감, 일상생활 기능의 저하, 학업능력 저하 등이다.

[표 7-1] 연령에 따른 우울 증상

소아청소년	청년, 중년	노인
짜증, 반항 등교 거부, 성적 저하 여러 가지 신체 증상 약물남용 청소년 비행 고3병	건강염려증 죄책감, 의심 절망감, 공허감 건망증 빈둥지증후군 홧병	모호한 신체 증상 불면 불안 집중력과 기억력 저하 (가성 치매)

○ 우울증 진단기준

9가지 중 5개 이상의 증상이 2주 이상 지속하며 기존의 기능과 비교하여 명백한 장애가 있는 경우 우울증으로 진단한다.

- 하루의 대부분, 그리고 거의 매일 지속되는 우울한 기분에 대한 주관적인 보고(슬프거나 공허하다고 느낀다) 또는 객관적인 관찰(울 것처럼 보인다)
- 모든 또는 거의 모든 일상 활동에 대한 흥미나 즐거움이 하루의 대부분 또는 거의 매일같이 뚜렷하게 저하되어 있을 경우(주관적인 설명이나 타인에 의한 관찰)
- 체중 조절을 하고 있지 않은 상태(예: 1개월 동안 체중 5% 이상의 변화)에서 의미있는 체중 감소나 체중 증가, 거의 매일 나타나는 식욕 감소나 증가가 있을 때
- 거의 매일 나타나는 불면이나 과다 수면
- 거의 매일 나타나는 정신 운동성 초조나 지체(주관적인 좌불안석 또는 처진 느낌이 타인에 의해서도 관찰 가능할 때)
- 거의 매일의 피로나 활력 상실
- 거의 매일 무가치감 또는 과도하거나 부적절한 죄책감을 느낌(망상적일 수도 있는, 단순히 병이 있다는데 대한 자책이나 죄책감이 아님)
- 거의 매일 나타나는 사고력이나 집중력의 감소, 또는 우유부단함(주관적인 호소나 관찰에서)
- 반복되는 죽음에 대한 생각(단지 죽음에 대한 두려움 뿐만 아니라), 특정한 계획 없이 반복되는 자살 생각 또는 자살 기도나 자살 수행에 대한 특정 계획

출처 : 질병관리청. (2020). 국민건강정보포털: 우울증.
https://health.cdc.go.kr/healthinfo/biz/health/gnrlzHealthInfo/gnrlzHealthI

2) 불임

결혼한 부부 중 약 14%의 부부가 불임을 경험한다. 불임은 부부의 성생활 및 정서적 안녕을 위협하는 요인이 될 수 있으며, 부부 간에 불임에 대한 책임을 서로에게 전가하게 되면, 이로 인한 스트레스와 불안을 경험하게 된다. 임신을 준비하기 위해서는 임신에 도움이 되는 방법을 사전에 습득하여 활용하는 것이 중요하다.

○ 임신을 돕는 방법

- 기초체온측정법 및 관련 키트 등을 활용하여 배란 시기를 확인한다.
- 수정이 가능한 시기에 성관계를 계획한다.
- 적절한 도구(윤활제 등)를 활용하고, 질 세정의 사용을 금지한다.
- 성관계 후 여성은 20분간 누워 다리를 올리고 안정을 취한다.

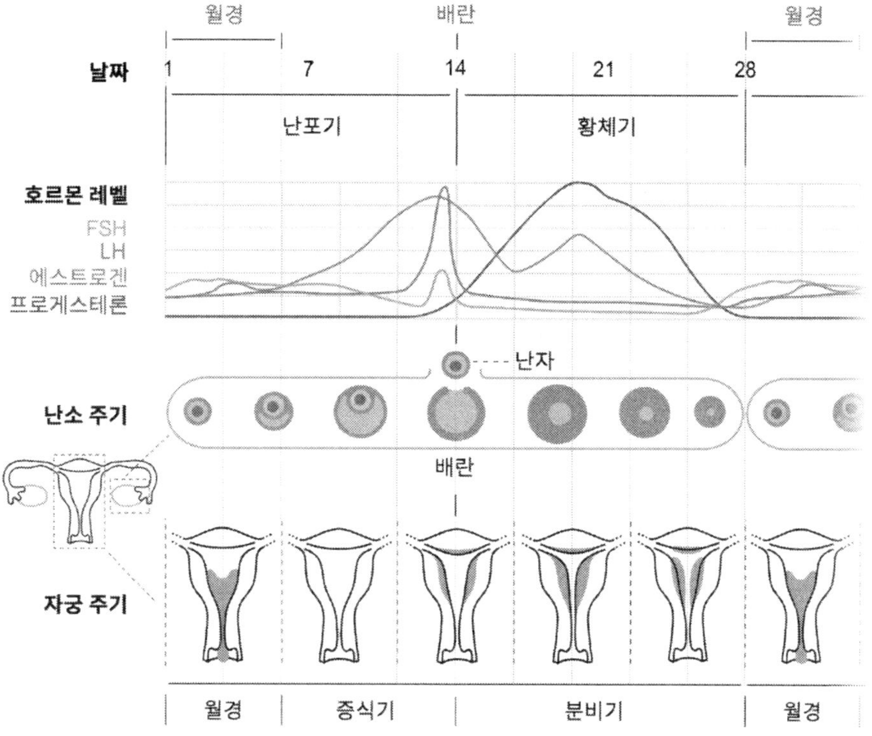

3) 성매개감염병

성매개감염병(sexually transmitted disease)은 감염된 사람과의 성적 접촉을 통해 전파가 되는 모든 질병을 말하며, 성기, 입, 항문의 접촉을 통해서 감염될 수 있다. 최근까지 성매개감염병은 2017년에 27,287건, 2018년에 31,017건이 발생하여 2017년 대비 2018년에 13.7%가 증가하였다. 2018년의 병원체 종별 발생 현황을 살펴보면, 세균성 성매개감염병이 15,256건(49.2%), 바이러스성 성매매감염병이 15,761건(50.8%) 발생하였고, 전반적으로 발생률이 증가하는 추세이다.

세균성 성매개감염병 중 클라미디아 감염증이 10,609건(34.2%), 임질이 2,362건(7.6%), 매독이 2,280건(7.4%)이었고, 바이러스성 성매개감염병 중 성기단순포진이 10,359건(33.4%), 첨규콘딜롬이 5,402건(17.4%) 발생하였다.

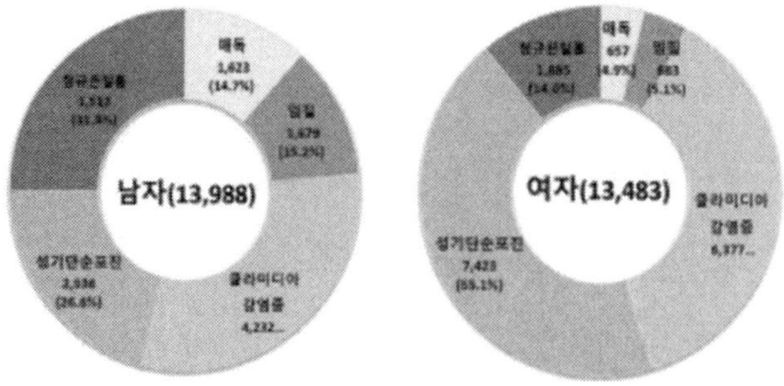

[그림 7-1] 성매개감염병 성별 신고현황(2018)

출처 : 질병관리청. (2020). 2020년성매개감염병관리지침. p4.
http://www.kdca.go.kr/board.es?mid=a20507020000&bid=0019&act=view&list_no=365658

(1) 매독

매독(syphilis)의 원인은 트레포네마매독균(Treponema pallidum)이고, 전파 경로는 성 접촉, 수직감염, 혈액을 통한 감염이며, 잠복기는 10일 내지 3개월, 평균 3주이다.

① 증상

- 1기: 단단하고 통증이 없는 결정이 음경, 질 경부, 혀, 입술에 발생하며, 2주 내지 6주 후에 자연 소실된다.
- 2기: 감염 6주 내지 6개월 후 열, 두통, 피부병변(반점, 구진, 농포성매독진, 편평콘딜롬), 림프절종대, 권태감이 발생한다.
- 3기: 5~20년 후 피부, 뼈, 간, 대동맥, 심장, 뇌, 중추신경계 등 신체의 모든 조직이 감염될 수 있고, 심장병과 뇌척수 손상으로 사망을 초래한다.

② 합병증

- 임산부의 매독은 태아의 간, 비장에 염증을 발생시킨다.
- 피부병, 신경염 등의 합병증을 유발시킨다.

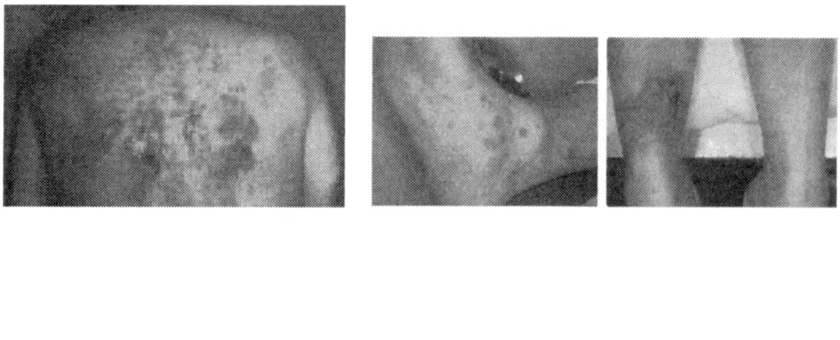

(2) 임질

임질(gonorrhea)의 원인은 임균(Neisseria gonorrhoeae)이고, 전파 경로는 성 접촉이며, 잠복기는 2일 내지 7일이다.

① 증상

- 남성: 배뇨 시 통증, 음경 끝에서 고름과 같은 노란색 요도 분비물이 배출되고, 요도 입구에 발적이 생긴다.
- 여성: 50~80%가 관찰 가능한 초기 증상이 없고, 자궁경부가 부어오른다. 작열감, 빈뇨, 배뇨 시 통증, 질 분비물 증가, 비정상적 월경 출혈, 항문 직장의 불편감 등 요도염 증상이 발생한다.

② 합병증

- 남녀 모두 치료받지 않으면 불임을 초래할 수 있다.
- 여성: 자궁내막염, 난관염, 복막염, 바톨린선염, 불임 등을 초래한다.
- 남성: 요도주위 농양, 부고환염, 불임 등을 초래한다.
- 임산부 임질은 태아의 임질성 안염을 유발하여 실명의 원인이 될 수 있다.

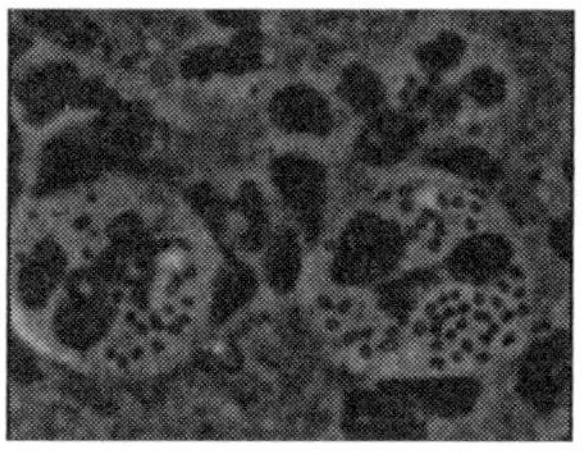

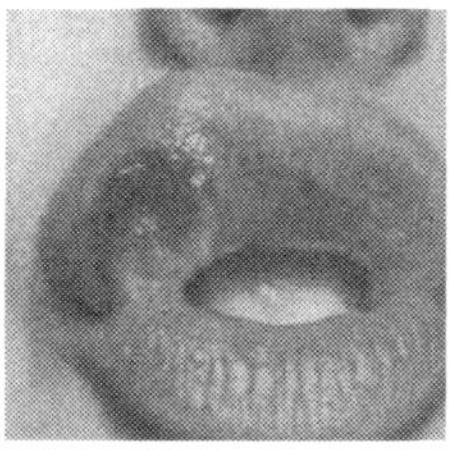

(3) 클라미디아 감염증

클라미디아 감염증(chlamydial infections)의 원인은 클라미디아트라코마티스균(Chlamydia trachomatis)이고, 전파 경로는 성 접촉이며, 잠복기는 1주 내지 3주이다.

① 증상

- 임균감염증과 유사하나 증상과 징후가 경미하거나, 무증상 감염을 보인다.
- 남녀 모두에서 요도염, 직장염, 결막염 등이 나타난다.
- 성매개감염병성 림프육아종: 다발성 화농성 국소 림프선염이 발생한다.

② 합병증

- 남성: 부고환염, 전립선염, 불임 등을 초래한다.
- 여성: 자궁경부염, 급성난관염, 골반염증질환, 불임 등을 초래한다.
- 관절염, 결막염, 요도염을 발생하는 Reiter씨 증후군이 발생한다.

(4) 연성하감

연성하감(chancroid)의 원인은 헤모필루스두크레이균(Haemophilusducreyi)이고, 전파 경로는 성 접촉이며, 잠복기는 1일 내지 35일이나, 일반적으로 4일 내지 10일이다.

① 증상

- 작은 피부 유두, 붉은 구진에서 시작하여 빠르게 농포로 진행하며, 통증성 궤양이 나타난다.
- 남성: 주로 음경의 포피, 음경 귀두관, 음경 등에 궤양이 분포한다.
- 여성: 주로 음순, 질 입구, 항문 주위 등에 궤양이 분포한다.
- 성기 궤양이 나타난 후 1주 내지 2주일이 지나서 부보(buboes)가 발생하며 종종 심한 통증을 동반한다.

② 합병증

- 환자의 50%에서 궤양이 발생한 후 약 5~8일이 지나면 서혜부임파선에 염증이 전파된다.

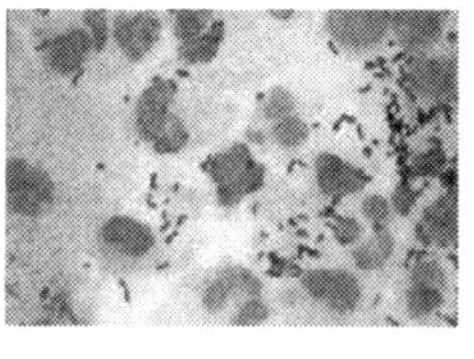 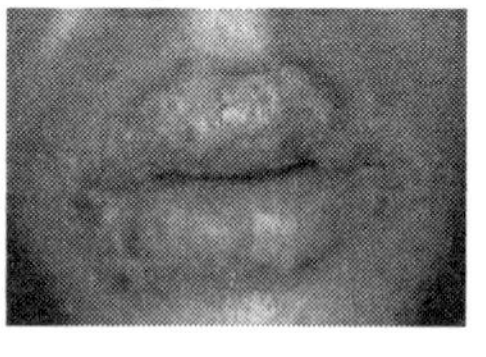

(5) 성기단순포진(헤르페스바이러스 감염증)

성기단순포진(genital herpes)의 원인은 제2형의 단순포진 바이러스(Herpes simplex virus)이고, 전파 경로는 성 접촉이다.

① 증상

- 외부 성기 부위에 물집이 발생하고, 가려움증, 발열, 근육통, 피로감, 무력감, 경부

임파선 비대 등이 나타난다.

- 초기감염: 성기 부위에 수포가 형성된 후 궤양이 나타나지만 2주 내지 3주 내로 자연 치유되거나 무증상을 보인다.
- 잠복감염: 초기감염 후 바이러스가 신경절에 잠복하면서 평생동안 잠복감염을 유발한다.
- 재발성 감염: 신경절에 잠복하는 바이러스가 활성화되어 성기 부위에 수포와 궤양을 형성하거나 무증상으로 바이러스를 분비한다.

② 합병증

- 뇌염, 뇌수막염을 유발한다.

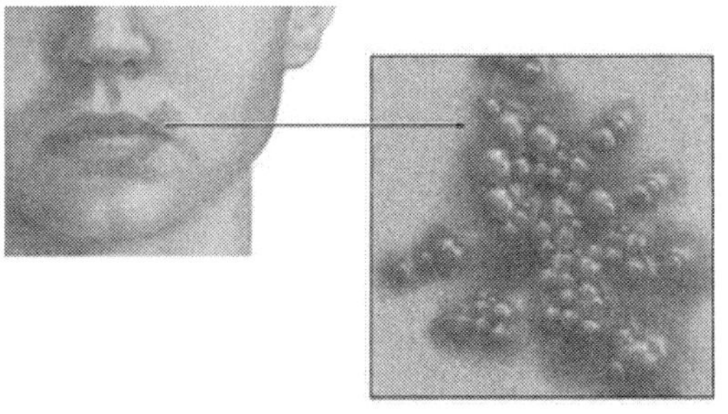

(6) 첨규콘딜룸(곤지름)

첨규콘딜룸(condyloma acuminate)의 원인은 사람유두종바이러스(Human Papilloma virus, HPV)이고, 전파 경로는 성 접촉이며, 잠복기는 2개월 내지 3개월이다.

① 증상

- 남성의 발병률이 여성보다 2배 정도 높다.
- 성기나 항문 주위의 육안으로 확인할 수 있는 흰색, 핑크색, 혹은 연갈색 닭벼슬모양의 융기된 병변(사마귀)이 발생한다.

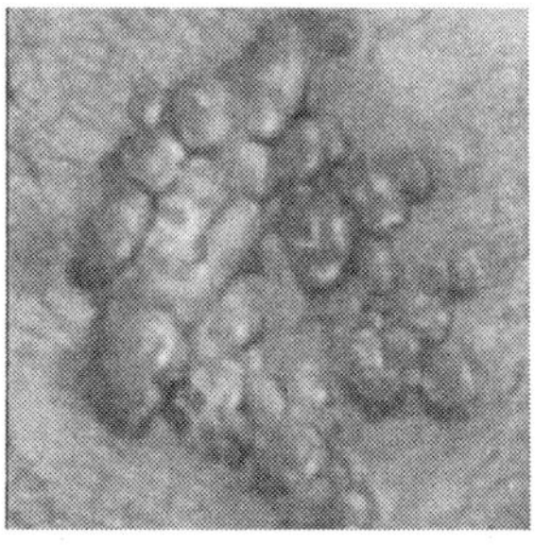

② 합병증

- 임산부의 첨규콘딜룸(곤지름)은 신생아의 사람유두종바이러스 감염을 유발한다.

(7) 사람유두종바이러스 감염증

사람유두종바이러스 감염증(human papilloma virus infection)의 원인은 사람유두종바이러스(HPV)이고, 전파 경로는 성 접촉이다.

① 증상

- 대부분 무증상이고 자연적으로 소멸된다.
- 지속적인 HPV 감염은 항문, 생식기의 사마귀와 호흡기에 생기는 유두종 병변 등을 일으킨다.

② 합병증

- HPV 감염 후 자궁경부 전암병변을 거쳐 자궁경부암으로 발전하는데 평균 10년 이상의 시간이 걸린다.
- 자궁경부암, 자궁경부 전암병변, 음경암, 인후두암 등을 발생한다.

(8) 성매개감염병 예방

성매개감염병을 예방하기 위해서는 성관계 시 콘돔을 반드시 사용하도록 권장하고 있다. 한 번 사용한 콘돔을 재사용하면 안되며, 단 한번이라도 잘 알지 못하는 상대와 불건전한 성관계를 가졌다면 반드시 의료기관의 검사를 받는 것이 좋다. 성매개감염병은 면역이 생기지 않기 때문에 수시로 검사를 받는 것이 좋으며, 여러 사람과 성적 접촉을 하지 않고 위험한 성관계는 피하는 것이 바람직하다. 잘 알지 못하는 사람, 여러 사람과 성관계를 하는 사람, 사회에서 금지하는 약물을 사용하는 사람, 성매매업에 종사하는 사람 등과 성관계를 가질 때는 반드시 콘돔을 사용하고, 성관계 전후에 항상 생식기를 세척해야 한다.

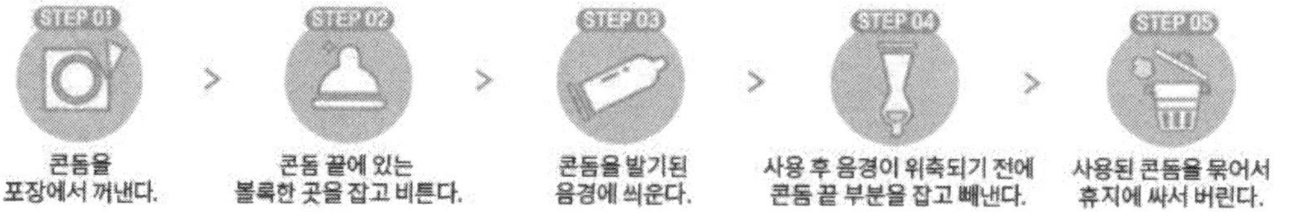

[그림 7-2] 올바른 콘돔 사용법

4) 후천성면역결핍증

에이즈(Acquired Immune Deficiency Syndrome, AIDS)는 후천성면역결핍증을 말하

며, 2018년에 세계적으로 신규 HIV 감염자 수는 170만명이었고, 실제 감염자 수는 약 140만명에서 230만명 정도가 될 것으로 추정한다. 2018년에 에이즈(AIDS)로 인해 사망한 감염인은 77만명이고, 실제 사망자 수는 약 57만명에서 110만명 정도로 추정하고 있다.

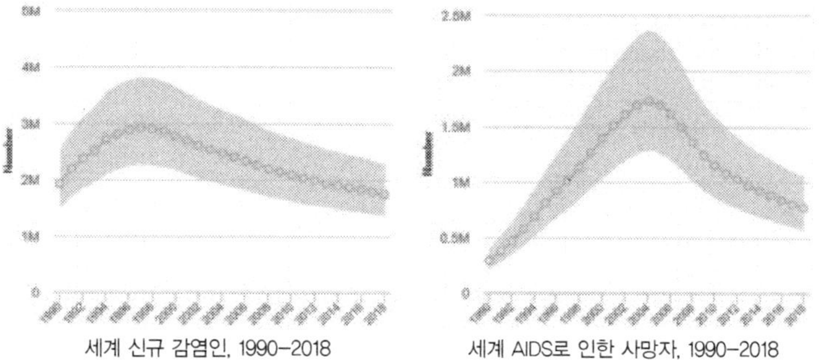

세계 신규 감염인, 1990–2018　　　　세계 AIDS로 인한 사망자, 1990–2018

출처 : UNAIDS 2019 estimates

출처 : 질병관리본부. (2020). 2020년HIV/AIDS관리지침. p11.
http://www.kdca.go.kr/contents.es?mid=a20301070501

(1) 한국의 발생 현황

우리나라의 2018년 신규 환자 수는 1,206명이었고, 이 중 내국인이 989명, 외국인이 217명이었다. 남자가 1,100명, 여자가 106명으로 성비는 10.4:1이었고, 20대가 395명(32.8%), 30대가 328명(27.2%), 40대가 211명(17.5%)으로 20~40대가 전체의 77.4%를 차지하였다. 2018년의 생존 HIV 감염인은 12,991명이었고, 남자가 12,106명, 여자가 885명이었다.

[표 7-2] 신규 HIV/AIDS 신고 현황(2018년)

구분		전체		내국인		외국인	
		명	(%)	명	(%)	명	(%)
계		1,206	(100.0)	989	(100.0)	217	(100.0)
성별	남자	1,100	(91.2)	945	(95.6)	155	(71.4)
	여자	106	(8.8)	44	(4.4)	62	(28.6)
연령	0–9세	0	(0.0)	0	(0.0)	0	(0.0)
	10–19세	20	(1.7)	19	(1.9)	1	(0.5)
	20–39세	395	(32.8)	336	(34.0)	59	(27.2)
	30–39세	328	(27.2)	236	(23.9)	92	(42.4)
	40–49세	211	(17.5)	272	(17.3)	40	(18.4)
	50–59세	161	(13.3)	140	(14.2)	21	(9.7)
	60–69세	61	(5.1)	57	(5.8)	4	(1.8)
	70세 이상	30	(2.5)	30	(3.0)	0	(0.0)

신고기관	병의원	716	(59.4)	593	(60.0)	123	(56.7)
	보건소	382	(31.7)	301	(30.4)	81	(37.3)
	기타	108	(9.0)	95	(9.6)	13	(6.0)

출처 : 질병관리본부. (2020). 2020년 HIV/AIDS 관리지침. p13.

[표 7-3] 현재 HIV/AIDS 내국인 성별, 연령별 현황(2018년)

구분		전체		남		여	
		명	(%)	명	(%)	명	(%)
계		12,991	(100.0)	12,106	(100.0)	885	(100.0)
연령	0–9세	1	(0.0)	1	(0.0)	0	(0.0)
	10–19세	43	(0.3)	35	(0.3)	8	(0.9)
	20–39세	2,103	(16.2)	2,057	(17.0)	46	(5.2)
	30–39세	2,863	(22.0)	2,696	(22.3)	167	(19.9)
	40–49세	3,288	(25.3)	3,088	(25.5)	200	(22.6)
	50–59세	2,771	(21.3)	2,561	(21.2)	210	(23.7)
	60–69세	1,392	(10.7)	1,221	(10.1)	171	(19.3)
	70세 이상	530	(4.1)	447	(3.7)	83	(9.4)

출처 : 질병관리청. (2020). 2020년 HIV/AIDS 관리지침. p15.
http://www.kdca.go.kr/contents.es?mid=a20301070501

(2) 특성

에이즈(AIDS)의 원인은 HIV(Human Immunodeficiency virus)이고, 인체 내의 방어기능을 담당하는 면역세포(T 세포)를 파괴하여 면역기능을 감소시킨다. 잠복기는 6개월~15년 이상이고, 감염 경로는 HIV 감염자와의 성관계, 수혈, 주사 또는 바늘의 공동 사용, 내장 이식, 항문 성교, 수직감염 등이다. 성 접촉 중 이성 간의 성 접촉(53.2%)이 동성 간의 성 접촉(46.8%)보다 많았고, 여성은 100%가 이성 간 성 접촉에 의해 감염되었다. 에이즈 감염자와 키스할 경우 잇몸에 상처가 있으면 상처 난 부위를 통해 감염될 수 있다.

(3) HIV 감염의 경과

① 급성 증상기(감염 후 3~4주)

- 감염된 환자의 30~50%가 발열, 근육통, 식욕부진, 메스꺼움, 복통, 피부발진 등 비특이적인 증상을 보인다.
- 일반적으로 감염 후 평균 1개월 전후에 증상이 나타나며, 10~15일 정도 증상이 지속된다.

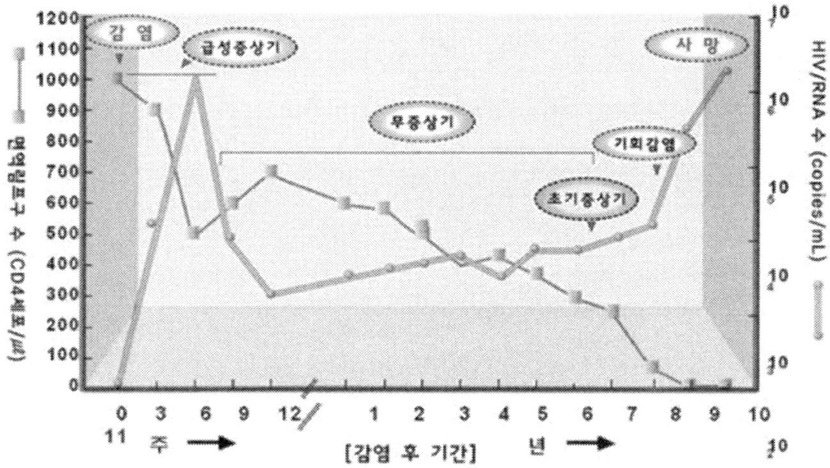

[그림 7-3] HIV 감염의 경과

출처 : 질병관리청. (2020). 후천성면역결핍증관리.
http://www.kdca.go.kr/contents.es?mid=a20301070601

② 임상적 무증상기(감염 후 에이즈 발병 전)

- 급성 감염기의 증상이 없어진 후 평균적으로 약 8~10년 동안 특이 증상 없이 정상 생활을 할 수 있으며, 사람마다 이 기간은 다양하다.
- 증상이 없더라도 타인에게 전파 위험이 있다.

③ 증상 발현기

- 무증상기를 거친 후 몇 가지 전구 증상을 보인다.
- 초기 증상기에는 체중감소, 피로, 식욕부진, 불면증 등이 나타난다.
- 후기 증상기 이후 면역세포(CD4+ T) 수에 따라 기회감염 또는 악성종양 발생한다.

※ 기회감염: 각종 세균, 바이러스, 기생충 등에 의한 기회감염의 확대

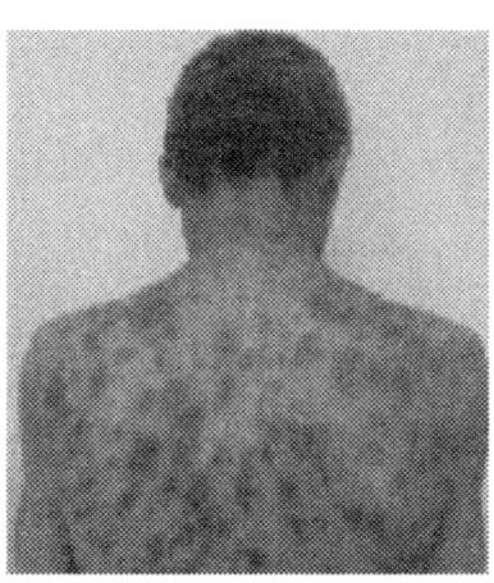

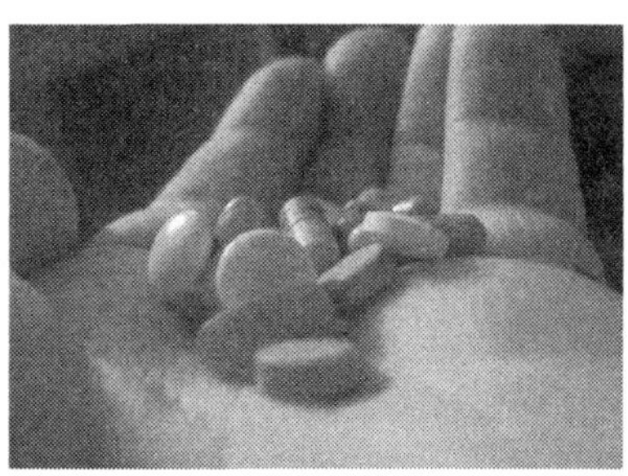

(4) 치료 및 예방

에이즈(AIDS)를 완치할 수 있는 치료약은 아직 개발되지 못했다. 1995년부터 3가지 약제를 동시에 복용하는 에이즈 치료법인 칵테일요법이 시작되었다. 에이즈(AIDS)의 진행을 늦추고 생존 기간을 연장시키는 성과가 있다.

○ 에이즈(AIDS) 예방

- 성 관계 시 반드시 콘돔을 사용한다.
- 한 번 사용한 콘돔은 재사용하지 않는다.
- 단 한번이라도 잘 알지 못하는 상대와 불건전한 성관계를 가졌다면 반드시 의료기관에서 검사를 받아 본다.
- 여러 사람과 성적 접촉을 하지 않고, 위험한 성관계는 피한다.
- 항상 성관계 전후에 생식기를 세척한다.

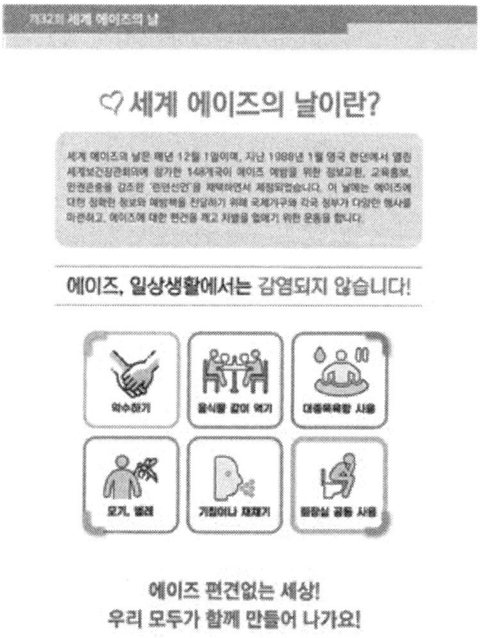

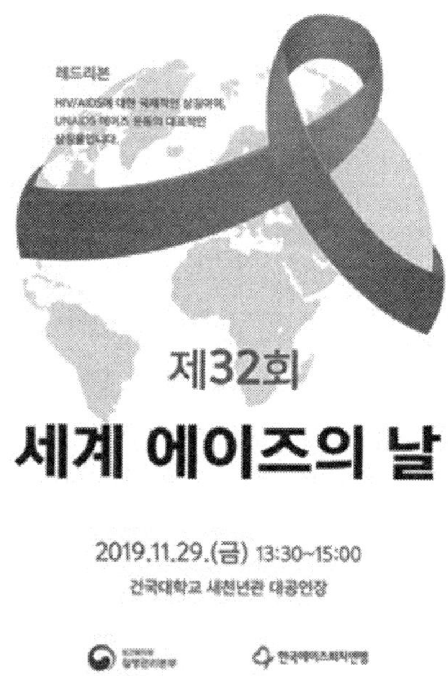
제32회
세계 에이즈의 날
2019.11.29.(금) 13:30~15:00
건국대학교 새천년관 대공연장

3. 건강관리

1) 피임법

출산을 제한하고, 원치 않는 임신을 사전적으로 예방할 수 있는 방법이 피임법이다. 피임법에는 남성이 사용하는 콘돔이 있고, 여성이 사용하는 먹는 피임약, 이식형 피임법, 붙이는 피임법, 자궁 내 장치, 살정제, 사후 피임약이 있다. 이 중 콘돔의 사용은 성 매개 감염병과 에이즈(AIDS)를 예방하는데 효과적인 것으로 알려져 있다.

(1) 콘돔

○ 원리 : 정자의 이동 방해

사용법	장점	단점 및 주의사항
• 성행위 시작 전 발기된 음경에 콘돔을 씌움 • 사용 전 반드시 유효기간을 확인함	• 간편함 • 성병 예방이 가능함 • 경제적임	• 라텍스 콘돔에 알레르기가 있는 사람은 부적합함 • 열에 약하므로 서늘하고 건조한 곳에 보관해야 함

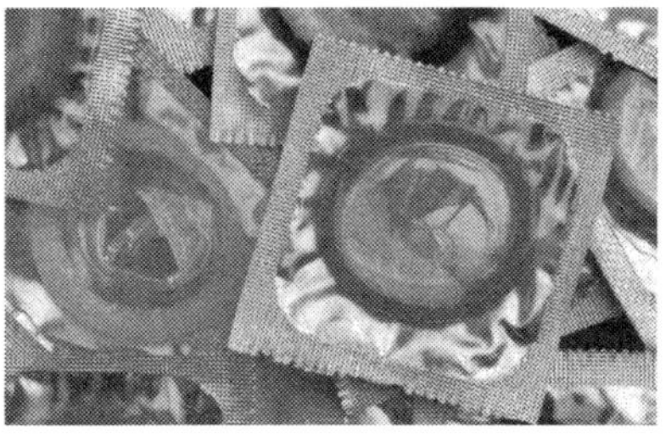
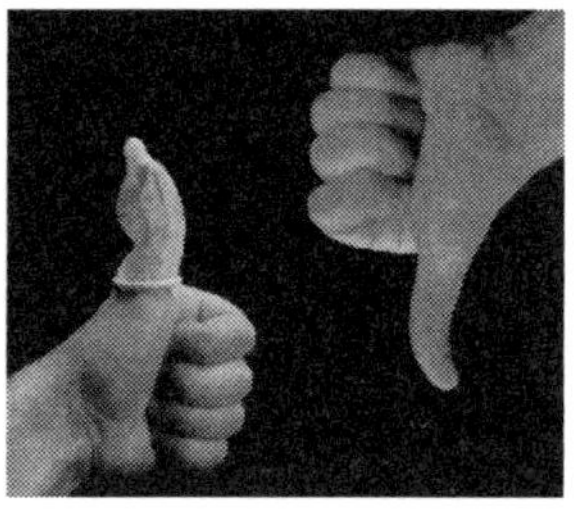

(2) 먹는 피임약

○ 원리 : 호르몬 조절을 통해 배란 억제 및 착상 방해, 자궁경관점액을 끈끈하게 만들어 정자의 이동 방해

사용법	장점	단점 및 주의사항
• 월경 시작 첫날부터 약을 먹기 시작해서 매일 같은 시간에 빠짐없이 복용해야 함 • 성관계 하기 전 적어도 2주 전부터 먹어야 효과가 있음	• 피임 효과가 매우 높음	• 흡연, 고혈압, 당뇨, 간 질환, 심장질환 환자에게 적당하지 않음 • 의사 처방없이 구입이 가능함 • 약사, 의사와 상의 후 복용하는 것이 좋음

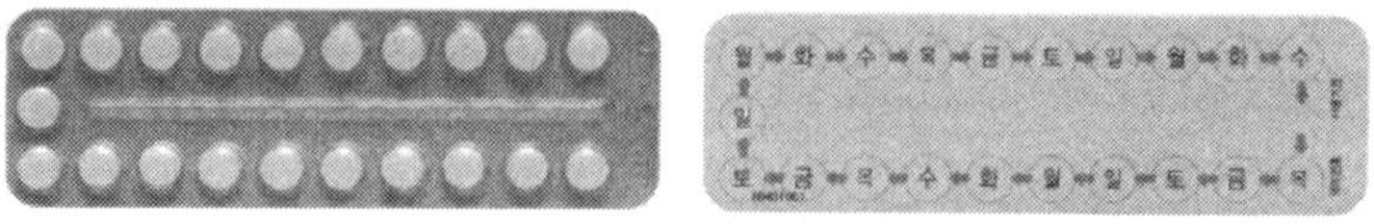

그림 설명)

월경 첫날부터 21일간 매일 하루 한 알 복용한 후 7일은 쉽니다. 보통 휴약 시작 2~4일 경에 월경을 시작하게 됩니다.
7일을 다 쉬었으면 월경이 끝나지 않았어도 8일째부터 다시 새 포장을 복용하기 시작하면 됩니다. 일반적으로 피임약 사용 전보다 월경 주기가 규칙적이 되고 기간이 짧아지며, 월경량도 줄어들 뿐만 아니라 월경통 또한 완화되는 것으로 보고되고 있습니다

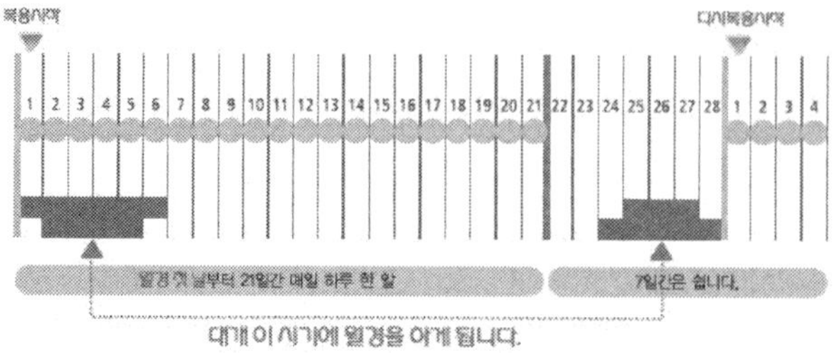

(3) 이식형 피임법

○ 원리 : 호르몬 조절을 통해 배란 억제 및 착상 방해

사용법	장점	단점 및 주의사항
• 월경 1~5일째 의사가 팔에 국소 마취제를 주사하여 절개 후 호르몬이 들어 있는 작은 봉을 삽입함	• 삽입 즉시 효과가 나타남 • 3년 간 효과가 지속됨	• 불규칙한 질 출혈, 두통, 체중 변화, 우울증 등의 증상이 나타남 • 삽입하는 것보다 제거하기가 더 어려움

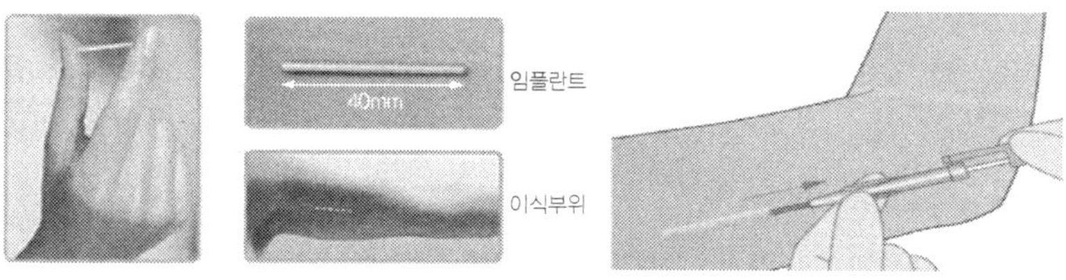

(4) 붙이는 피임법

○ 원리 : 호르몬 조절을 통해 배란 억제 및 착상 방해

사용법	장점	단점 및 주의사항
• 의사의 처방으로 패치를 월경 5일 안에 3주 연속 붙인 후, 한 주 쉼 • 일주일에 한 번씩 유방을 제외한 신체 여러 부위로 바꾸어 가며 붙임	• 먹는 피임약과 동일함	• 체중 증가, 유방 압통, 기분 변화 등의 증상이 있음 • 패치가 떨어졌을 때 24시간 내에 다시 부착해야 함

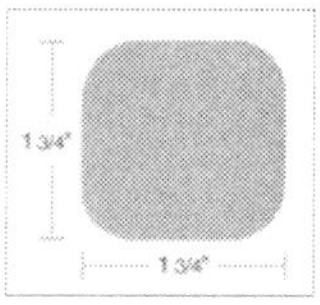

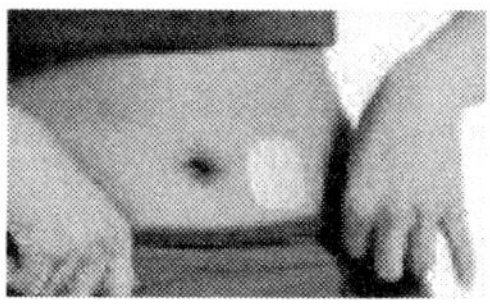
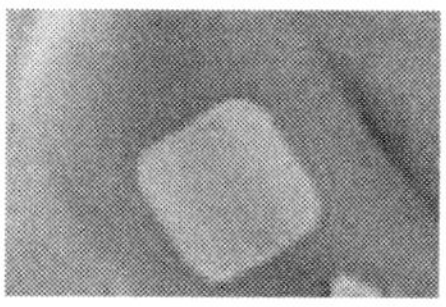

(5) 자궁 내 장치

○ 원리 : 자궁 내 수정란의 착상 방해

사용법	장점	단점 및 주의사항
• 의사가 자궁 안에 작은 장치를 삽입함	• 삽입 후 3개월은 장치가 이탈할 위험이 있으므로 다른 피임 방법을 병행해야 함	• 골반염에 걸릴 위험이 높고 월경에 변화가 생길 수 있음 • 무월경, 월경 과다 • 이탈 방지를 위해 6개월에 1회씩 검진을 받는 것이 좋음

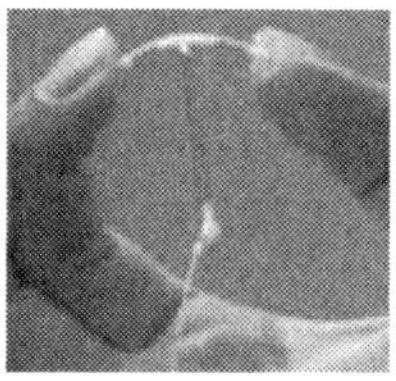
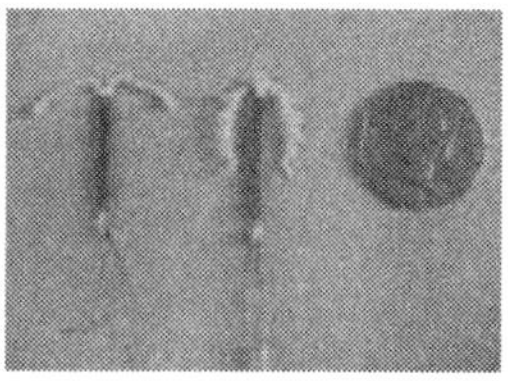

(6) 살정제

○ 원리 : 정자의 이동 방해

사용법	장점	단점 및 주의사항
• 성관계 30분 전 질 안에 살정제를 삽입함	• 경제적임	• 실패율이 높아 다른 피임법과 같이 사용해야 함

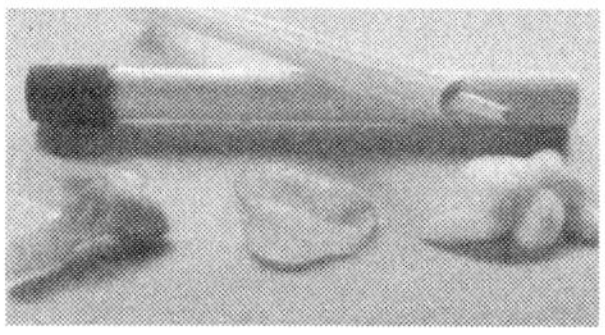
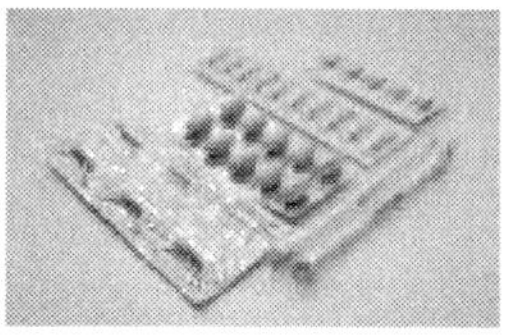

(7) 사후 피임약

○ 원리 : 체내의 프로게스테론양을 인위적으로 증가시켜 배란 억제 및 착상 방해, 고농도 합성 호르몬(사전피임약의 10배)

사용법	장점	단점 및 주의사항
• 성관계 후 72시간 내 의사의 처방을 받아 복용함 • 가능한 한 빨리 먹는 것이 효과가 높음	• 시간이 중요함 • 효과 - 24시간 내 98% - 48시간 내 85% - 72시간 내 58%	• 반복 사용 시 효과가 떨어짐 • 메스꺼움, 구토, 하복부 통증, 월경과다 월경 지연, 두통 등이 있을 수 있음

[표 7-4] 사전피임약과 사후피임약의 특성 비교

구분	사전피임약(경구피임약)	사후피임약
주요성분	에티닐에스트라디올 함유 복합제정제	레보노르게스트렐 정제
사용목적	생리주기 조정, 피임	원하지 않는 임신을 막기 위해 긴급하게 복용
복용방법	21일간 1일 1정 복용 후 7일간 휴약(생리기간)	성관계 후 72시간 내 복용 (전문의 처방 필요)
부작용	• 최근 발생 가능성 낮아짐 • 장기 복용 시 여성호르몬 수치에 영향을 미침 • 혈전증 등	• 메스꺼움, 구토, 질 출혈 등의 부작용이 발생할 가능성이 큼 • 일시적인 생리주기 변화 등
해외사례	미국, 영국, 캐나다, 프랑스, 이탈리아, 일본에서 전문의약품으로 분류	미국, 영국, 캐나다, 프랑스, 스위스에서 일반의약품으로 분류

(8) 영구 피임법

① 정관수술

- 남성에게 시술하는 영구적인 피임법이다.
- 국소 마취 후 음낭에 있는 정관을 묶고 잘라 피임이 되게 하는 방법이다.
- 정관절제 후에도 전립선액과 정낭 및 요도의 분비물은 유지된다.
- 정액의 양은 크게 줄지 않는다.
- 수술기간은 10분 정도이며, 정관 수술 후 바로 완벽한 피임이 되지 않는다. 수술 후에도 정자가 남아 있으므로 1주일~10일까지 부부관계를 피하고 안정을 취하는 것이 좋다.
- 일상생활에는 지장이 없다.

② 난관수술

- 여성에게 시술하는 영구적인 피임법이다.
- 난관을 차단하는 방법에는 전기소작술, 링을 사용하는 방법이 있다.

- 전기소작술은 난관을 지지는 방법으로 시술 후 통증이 적고, 합병증의 발생 빈도가 적다. 반면 전기적 손상이 발생할 수 있다.
- 링을 사용하는 방법은 실리콘 링으로 난관을 묶는 방법이다. 가장 많이 쓰이며 실패율과 부작용이 적다. 난관 복원 시 임신성공률이 60% 정도이다.
- 수술시간은 15~20분 정도이고 상처가 회복될 때까지 1~2주간은 금욕해야 한다.

(9) 더블 더치(double dutch) 피임법

더블 더치란 두 개의 줄을 서로 반대쪽으로 돌리는 줄넘기 놀이에서 유래한 말이다. 콘돔 사용과 피임약 복용이란 2중 방어벽을 통해 피임 실패 및 임신중절수술(인공유산)의 위험을 극복하자는 뜻으로 사용된다. 주로 남성이 사용하는 콘돔도 잘못 사용하면 피임 실패로 이어질 수 있기 때문이다.

2) 예방접종과 건강검진

모든 성인은 매년 1회 인플루엔자 예방접종을 받아야 하고, 매 10년 마다 디프테리아, 파상풍, 백일해를 예방하기 위한 Tdap/Td를 접종해야 한다. 19~64세 성인 중 폐렴구균 감염의 위험이 높은 경우 폐렴구균 예방접종을 받아야 한다.

직장 취업자는 직장건강보험 가입자의 자격을 취득하여 정기적인 건강검진을 받게 된다. 사무직 근로자는 2년마다, 생산직 근로자는 1년마다 건강검진을 받아야 한다. 여성은 건강검진 대상자가 되는 경우 만 20세 이상부터 자궁경부암 조기검진을 받을 수 있다. 건강검진의 목표 질환은 고혈압, 당뇨, 이상지혈증, 비만, 신장, 빈혈, 간, 폐질환, 구강질환이며, 1차 검진의 검사항목은 진찰 및 상담, 요검사, 혈액검사 등이 포함되고, 2차 검진의 검사항목은 고혈압, 당뇨의심자에 대한 검진결과 상담 및 보건교육이다.

3) 건강생활실천

1일 칼로리 요구량은 성별, 성인의 나이, 신체의 크기, 신체활동량에 따라 다르다. 일반적으로 남자 성인의 1일 칼로리 요구량은 2,700~3,000Kcal이고, 여자 성인의 1일 칼로리 요구량은 1,600~2,100Kcal이다. 자신의 라이프스타일을 고려한 칼로리를 섭취하여 적정 체중을 유지하는 것이 중요하다.

1일 칼로리 섭취량을 기준으로 한 영양소별 적정 섭취량은 탄수화물 50~60%, 단백질

15%, 지방 30% 이하이다. 트랜스지방의 섭취는 제한하고 포화지방산보다 불포화지방산의 섭취를 권장하고 있다. 비타민 및 무기질은 음식물을 통해 섭취하는 것이 바람직하며, 저나트륨식이를 통해 고혈압, 심장질환 및 뇌졸중을 예방해야 한다.

규칙적인 신체활동 실천은 심뇌혈관계질환 예방, 적정체중 유지, 활력 증진 등의 효과를 가져온다. 신체활동 실천 시 유산소운동과 근력운동을 병행하여 실천하는 것이 좋다.

적정 수면시간은 1일 7~9시간이다. 불면증의 원인은 식이, 스트레스, 피로, 좋지 않은 신체 건강 등이며, 수면장애 요인은 카페인, 알코올, 니코틴, 수면제, 약물남용 등이다. 수면을 증진시키기 위한 방법으로 취침 전에 많이 먹지 않기, 이른 오후에 규칙적인 운동하기, 취침 전 이완요법 수행하기, 침대는 취침을 위해서만 사용하고 침대 위에서의 독서, TV 시청을 금하기, 매일 같은 시간에 기상하기 등을 권고하고 있다.

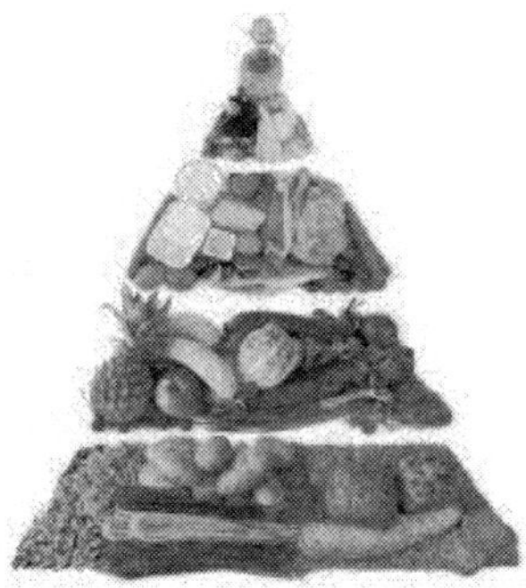

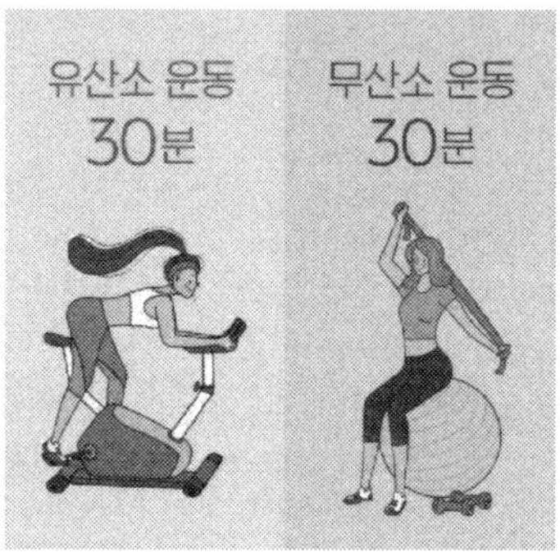

○ **건강생활 실천**

- 긍정적 사고
- 독서, 명상
- 일광욕
- 여가(취미)생활
- 주변인과의 대화
- 단 음식제한, 카페인 섭취 제한
- 양질의 단백질, 비타민 섭취
- 규칙적인 운동
- 금연, 절주, 약물 오남용 금지
- 전문가와의 상담 등

제 8 장

중년기 발달 특성과 건강증진

1. 발달 특성
2. 주요 건강문제
3. 건강관리

제8장

중년기 발달 특성과 건강증진

1. 발달 특성

중년기(middle adulthood)는 성인 중기인 40세부터 60세까지로 결혼생활, 직장생활을 지속하며, 생리적인 변화를 경험하고, 적응하는 시기이다. 이 때부터 모발이 변화하고, 피부의 습도와 탄력성이 감소하고, 피하지방이 감소하며, 주름이 많아진다. 복부의 지방 침착이 증가하고, 체중이 증가한다. 유산소 기능과 심박출량이 감소하고, 골밀도와 근육량도 감소한다. 18세 기준으로 55세의 신장(키)은 약 2.5cm 정도 감소하는 것으로 알려져 있다. 이와 함께 대사기능의 저하, 변비, 배변 횟수 감소, 혈액순환 감소, 신사구체의 여과율 감소, 폐경으로 질 분비물 감소 등이 나타난다.

중년기는 생산성을 경험하고, 사회적으로 책임감을 갖고 많은 일에 관여하는 시기이다. 자신의 일에 만족감을 갖고 다음 세대를 위한 준비를 하는 시기로 자녀 양육을 위해 많은 시간을 투자하고, 적극적인 지원을 수행한다.

1) 신체적 발달 특성

(1) 심장과 순환기계

- 심근이 두꺼워지고 혈관 내 지방 침전물이 쌓여 혈류를 감소시킨다.
- 심장과 혈관의 탄력성이 감소한다.
- 혈압이 상승한다.

(2) 호흡기계

- 폐의 탄력이 감소하여 호흡기계 감염 위험이 증가한다.
- 폐의 공기교환의 효율성이 감소한다. 운동을 통해 폐활량을 유지하는 것이 중요하다.

(3) 소화기계

- 30세 이후 소화액 분비가 감소하여 위의 불편감을 느끼고, 소화불량이 증가한다.
- 기초대사량이 감소하여 체중이 증가한다.
- 충분한 섬유소와 수분 섭취를 통해 장 운동을 촉진시켜 규칙적인 배설을 유지한다.

(4) 골격계

- 신장(키)이 줄어들고, 중년에서부터 척추 디스크가 얇아진다.
- 골밀도가 감소하고, 폐경 이후 급속히 감소한다.
- 골다공증은 남성보다 여성에게 더 많이 발생한다.

(5) 근육조직

- 근육의 강도와 접합조직의 탄력성이 감소한다.
- 격렬한 운동에 참여할 기회가 줄어든다.
- 운동에 대한 관심이 골프, 걷기 등으로 변한다.
- 35세 이후부터는 손상 예방을 위해 운동 시 적당한 휴식을 취해야 한다.

(6) 지방조직

- 전반적으로 남성, 여성 모두 50~60대에 체중이 증가한다.
- 복부와 둔부가 늘어지고 외형이 변화한다.

(7) 림프조직

- 사춘기 이후 퇴화된 양을 유지한다.

(8) 신경계

- 40세부터 물체를 보는 능력이 감소하고, 노안이 발생한다.
- 중추신경계통의 구조적 변화로 인하여 인지능력이 감소한다.
- 나이가 들수록 미각의 정확도가 떨어진다.

- 시력, 청력이 감소하고, 노인성 난청이 증가한다.
- 수정체가 두꺼워지고 혼탁해지면서 주변 시야가 좁아진다.

(9) 생식계

- 불규칙한 생리주기, 월경량의 증가 또는 감소 등 생리주기가 변화한다.
- 난소, 난관, 자궁의 크기가 감소한다.
- 열감(hot flashes)을 경험한다.
- 여성호르몬 생산의 감소로 45~55세 사이에 폐경이 나타난다.
- 폐경은 유전적 영향을 받는다. 모녀가 유사한 패턴을 보인다.
- 폐경의 징후는 오한, 열감, 심계항진, 긴장감, 두통, 근육의 힘 감소, 피부의 탄력성 저하, 얼굴의 체모 증가, 질 건조, 수면장애, 피로 등이다.

(10) 비뇨기계

- 사구체 여과율이 20~90세 사이에 47% 정도 감소한다.

(11) 내분비계

- 모든 내분비선(갑상선, 부신, 뇌하수체, 부갑상선, 랑게르한스섬 등)의 기능이 감소한다.

(12) 치아

- 치은염의 발생이 증가한다.

(13) 통합기관

- 피부의 변화로 주름이 많아진다.
- 피부의 재생 능력이 떨어지고 피부의 탄력성이 감소한다.
- 머리카락의 색깔이 회색으로 변한다.

2) 심리사회적 발달 특성

중년기는 직장과 사회생활을 지속하며 은퇴를 준비하는 시기이다. 사회적 은퇴 연령이 점차 낮아지고 있으나, 일반적으로 중년기는 사회적으로 안정된 위치에서 생애 중 가장 왕성한 생산성을 보이는 시기이다. 자녀 양육과 생산적인 일에 몰두하고 자기 만족을 위해 에너지를 사용한다.

자신의 일을 통해 직업의 의미를 찾고, 다음 세대인 젊은이를 지도하며 생산성을 높이며, 자녀 양육을 통해 사회에 공헌한다. 이처럼 생산성이 높아질 때 사회적 공헌도가 높아지고, 타인에 대한 배려도 깊어지게 된다. 반면 생산성을 획득하지 못하면 자신의 일과 사회생활에 대한 의미를 찾지 못하고 정체감을 갖게 된다.

2. 주요 건강문제

1) 대사증후군

대사증후군(metabolic syndrome)은 심근경색증이나 뇌졸중의 위험인자인 비만, 고혈압, 당뇨, 고지혈증 등이 한 사람에게 동시다발적으로 발병하는 것을 말한다. 복부비만인 경우 심근경색, 협심증 등 심뇌혈관계질환에 대한 발병 위험이 높아진다. 대사증후군은 뇌졸중, 암, 동맥경화증 등의 심뇌혈관계질환의 위험을 4배 이상 증가시킨다. 위험군은 40~50대 남성, 폐경 후 여성이다.

○ **대사증후군 진단 기준 : 3가지 이상**

- 허리둘레 : (여자) 85cm 이상, (남자) 90cm 이상
- 혈압 : 130/85mmHg 이상
- 혈당 : 공복혈당 100mg/dl 이상
- TG(중성지방) : 150mg/dl 이상
- HDL(고밀도지단백) : (여자) 50mg/dl 미만, (남자) 40mg/dl 미만

2) 비만

비만(obesity)은 신체 구성에 필요한 지방보다 더 많은 양의 지방이 있는 상태를 말한다. 비만은 과다한 영양섭취, 신체활동 부족 등 생활양식으로 인해 발생하는 경우가 대부분이며, 드물게는 약물 복용이나 질환에 의해 2차적으로 발생한다. 비만의 원인은 많이 먹어서 비만해지는 경우, 비활동적이서 비만해지는 경우, 섭취한 칼로리보다 소모한 칼로

리가 적은 결과로 발생하는 경우, 칼로리 섭취량과 소모량은 정상인데 칼로리의 대사에 이상이 생겨서 비만이 되는 경우이다.

비만과 관련된 건강문제는 체중 증가, 외모의 문제, 성호르몬 불균형, 유리지방산 증가, 수면 무호흡증, 퇴행성관절염 증가, 고혈압, 당뇨병, 이상지질혈증, 대사증후군 등의 대사질환 증가, 심혈관계질환 유발, 신체적 및 정신적 스트레스, 삶의 질 저하 등이다.

(1) 유형

비만의 유형은 원인, 발생 시기, 지방조직의 형태 및 지방의 분포와 위치에 따라 구분하며, 유형에 따라 건강에 미치는 영향과 치료의 난이도가 각기 다르다.

[표 8-1] 비만의 유형

구성방법	유형	비고
원인	단순비만, 속발성	내분비, 대사성, 뇌의 이상
발생시기	소아비만, 성인비만	소아비만 : 지방세포의 수 증가
지방조직형태	지방세포증식형, 지방세포증대형	세포의 수 : 한 번 증가되면 감소되지 않음
지방 분포	상체비만, 하체비만	복부지방 : 당뇨병, 관상동맥질환 위험 증가
지방 위치	내장지방형, 피하지방형	내장지방형이 더 위험함 단층촬영으로 진단 가능함

(2) 비만 진단 및 치료 기준

비만수준은 체내 지방량을 측정하여 평가한다. 개개인의 몸무게와 이상적인 몸무게 비교하는 방법, 체중과 신장의 비를 기준으로 체질량지수를 산출하는 방법, 허리둘레를 측정하여 평가하는 방법 등이 있다. 일반적으로 체질량지수를 산출하여 활용하고 있으나, 체질량지수는 근육량, 유전적 원인, 다른 개인적 차이를 반영하지 못한다는 단점을 지니고 있다.

- 체질량지수(BMI : Body Mass Index)
  - 산식 : 체중(kg)/[신장(m)]2
  - 기준 : 아시아인(우리나라) 25 이상, 서양인 30 이상
- 허리둘레 : 성인 (여자) 85 cm 이상, (남자) 90cm 이상

비만 치료의 기준은 일반적으로 세계보건기구(WHO)의 기준을 따른다. "비만한 사람의

체중이 바람직한 체중으로 감소되고, 감소된 체중이 적어도 5년 동안 유지되는 것"이다. 비만 치료 시 재발을 방지하기 위해서는 요요현상 및 실패에 따른 정서적 문제에 대처할 수 있는 방안을 마련하여 활용하는 것이 중요하다.

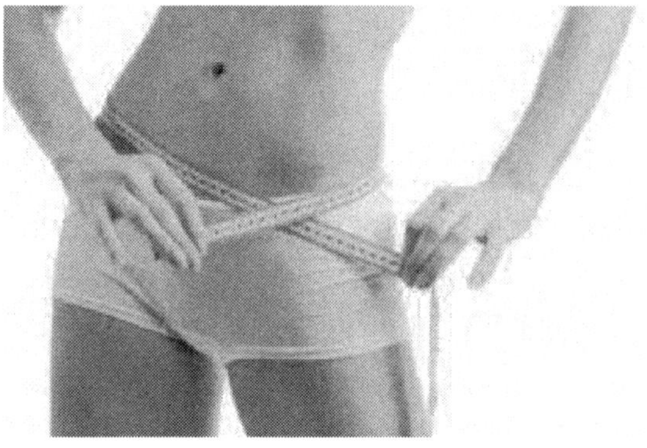

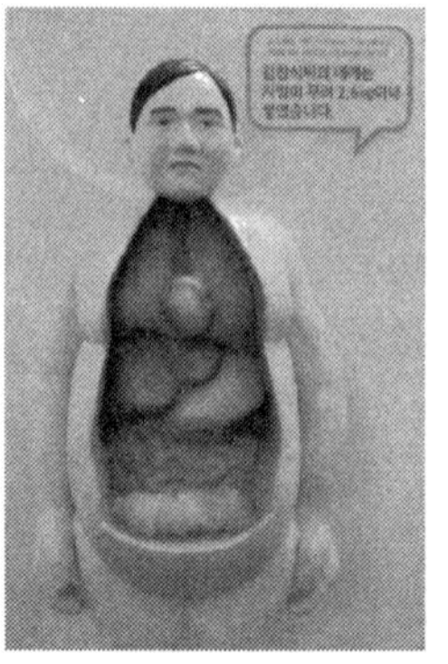

(3) 치료 방법

치료 방법에는 식이요법, 운동요법, 행동요법, 약물요법 등이 있다. 식이요법은 식사 조절로 단기적 효과를 가져올 수 있으나, 요요현상을 주의해야 한다. 운동요법은 활동량을 증가시키고, 에너지 소비량을 높이는 방법으로 효과는 장기적으로 나타나며 식이요법과 병행하여 실천하는 것이 바람직하다. 행동요법은 살찌는 생활습관을 수정하는 하기 위한 인지적 전략을 활용하는 방법이고, 약물요법은 식욕 억제제 등을 활용하고, 고도비만인 경우 위 또는 소장을 절제하는 수술요법을 활용한다

(4) 예방

비만을 예방하기 위해서는 꾸준한 체중 관리, 식사 조절, 규칙적인 신체활동 실천, 생활습관을 개선하기 위한 목표 수립 등을 실천해 나가야 한다. 체중감량 및 감량 이후 적정 체중을 유지하기 위해 꾸준한 노력이 필요하다. 적정 체중감량의 속도는 1주에 0.5kg~1kg을 감량하는 것이다. 또한 식사량 조절, 고열량음식 및 고지방음식 제한, 과식 주의, 간식 제한, 금주, 에너지 소비 증가를 위한 규칙적인 운동 실천이 요구된다. 운동은 고혈압, 이상지질혈증을 예방하는 효과가 있다. 규칙적인 운동 실천은 일주일에 3회 이상, 한 번에 30분 이상의 유산소 운동을 실천하는 것이다. 이와 함께 본인의 의지를 강화하고 행동 변화를 실천할 수 있는 목표 설정이 필요하고, 변화된 생활습관의 유지를 위한 지원체계를 마련하는 것이 중요하다.

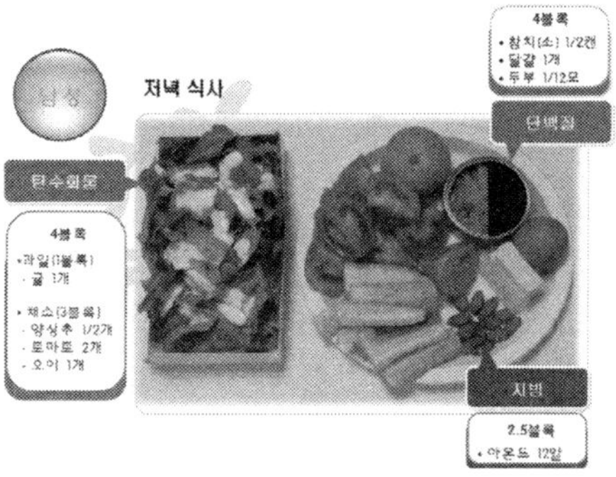

3) 고혈압

혈압은 혈액이 심장으로부터 뿜어져 나오면서 동맥벽에 미치는 혈액의 압력을 말한다. 고혈압의 기준은 수축기혈압이 140mmHg 이상이거나 이완기혈압이 90mmHg 이상이다. 고혈압(hypertension)의 90% 정도는 원인을 알 수 없는 본태성 고혈압이고, 나머지 10% 정도만이 신장의 이상이나 혈관의 이상, 당뇨병, 부신 종양 등으로 혈압이 높아지는 이차성 고혈압(속발성 고혈압)이다.

고혈압의 원인은 유전적 요인과 환경적 요인이 있다. 유전적 요인은 부모가 모두 고혈압 환자인 경우 자녀의 90%가 고혈압이 되며, 부모 중 한쪽이 고혈압 환자이면 자녀는 40~50%가 고혈압이 된다. 환경적인 요인은 소금 섭취, 비만, 직업, 알코올 섭취, 흡연, 운동부족, 스트레스, 가족 수 등이며, 이외에도 고혈압은 연령이 증가할수록 발생률이 높아지고, 여자보다는 남자에게 많이 발생하며, 여성도 폐경이 지나면서 증가한다.

(1) 고혈압 치료방법

고혈압 치료방법에는 약물요법과 비약물요법이 있다. 약물요법은 혈압 강하제를 복용하는 것이고, 비약물요법은 짠 음식과 당분 또는 육류 섭취를 줄이는 식사요법, 규칙적인 운동을 통해 체중조절 및 혈중 콜레스테롤 수치를 낮추는 운동요법이 있다. 이와 함께 일상생활에서 스트레스를 피하고 정신적으로 안정을 유지하며 충분한 휴식과 수면을 취하고, 금연하는 것이 중요하다.

(2) 고혈압 예방 및 관리

① 정상 혈압 유지

- 고혈압을 진단하기 위해서는 최소 2번 이상 혈압을 측정한다.

• 혈압을 측정하기 30분 전에는 흡연, 커피를 금해야 한다.

② 증상

• 고혈압은 합병증이 없는 한 증상이 거의 없어 '침묵의 살인자'다.
• 뒷머리가 당기거나 어지럼증이 나타나면 고혈압을 의심해야 한다.

③ 합병증

• 고혈압으로 뇌동맥이 파열되어 뇌조직의 손상을 일으키는 뇌출혈이 발생할 수 있다.

4) 저혈압

저혈압(hypotension)은 정확한 기준치를 제공하는데 어려움이 있다. 일반적으로 혈압이 100/60mmHg 이하인 경우 저혈압이라고 한다. 기립성 저혈압은 누웠다가 일어날 때 수축기혈압이 20mmHg, 확장기혈압이 10mmHg 이상 떨어지는 경우이다. 저혈압은 심장 질환, 신경계 질환, 약물, 체액 감소, 출혈 등으로 인하여 발생할 수 있다. 반면 특별한 원인없이 혈압만 낮게 측정되는 경우도 흔히 있다.

(1) 증상

일반적인 저혈압은 별다른 증상을 보이지 않는 경우도 있으나, 심한 경우에는 실신하기도 한다. 일반적으로 어지럼증을 호소하고, 쉽게 피곤하며, 본인 스스로 빈혈이나 저혈압을 의심하는 경우도 있다.

기립성 저혈압은 아침에 잠자리에서 갑자기 일어날 때 심한 어지럼증을 호소하고, 장시간 서 있거나, 화장실에서 소변이나 대변을 보다가 갑자기 속이 메스껍고, 가슴이 답답하고, 온몸에 힘이 빠지면서 앞이 캄캄해져 실신하는 경우도 있다.

(2) 예방

• 위장 장애가 초래되지 않는 범위에서 염분 섭취를 늘린다.
• 취침 시 머리와 상체를 약간 높게 한다.
• 아침에 갑작스럽게 일어나지 않도록 한다
• 장시간 서 있을 때는 다리 정맥혈의 정체를 막기 위해 탄력있는 스타킹을 착용한다.
• 이상 증상이 지속적으로 발생될 때는 의사와의 상담을 통해 저혈압 예방을 위한 약

물을 복용한다.

5) 부정맥

부정맥(arrhythmia)은 맥박이 불규칙적으로 뛰는 질환으로, 정상인의 맥박은 1분에 60~100회인데, 부정맥에는 맥박이 갑자기 빨리 뛰게 되는 빈맥 또는 느리게 뛰는 서맥 등이 있다. 원인은 고혈압, 관상동맥질환, 심장판막질환, 전해질 장애 등이 있으나 대부분은 원인이 명확하지 않다. 주요 증상은 어지러움, 졸도, 가슴의 통증, 식은땀 등이다.

6) 당뇨병

췌장은 강력한 효소 생산기관으로 당 대사에 필요한 인슐린을 생산한다. 당뇨병(diabetes mellitus)이란 고혈당을 특징으로 하는 일련의 대사질환을 통칭한다. 당뇨병은 세부 분류에 따라 병인에 차이가 있지만, 일반적으로 유전적 요인과 환경적 요인의 복합적인 상호작용에 의해 발병한다.

고혈당에 이르는 기전에는 충분한 양의 인슐린이 생산되지 못하는 인슐린 분비 장애, 인슐린을 효과적으로 사용하지 못하는 말초조직에서 포도당 이용의 장애, 혈액 중에 포도당이 증가하여 간에서 과도한 포도당 신생합성이 이루어지는 경우이다.

(1) 유형

인슐린 의존형(type I)은 제1형 당뇨병으로 췌장 베타세포 파괴에 의한 인슐린의 절대적 결핍이 특징이고, 소아기에 발병하며, 인슐린 주사를 투여해야 한다.

인슐린 비의존형(type II)은 제2형 당뇨병으로 다양한 베타세포 기능 장애가 특징이고, 성인기에 발병하며, 인슐린 생산보다 당 섭취량이 많은 경우 발생한다.

(2) 당뇨병의 역학적 특징

- 연령이 45세 이상인 경우
- 비만인 경우
- 운동을 하지 않는 경우
- 부모 또는 형제 중 당뇨병 환자가 있는 경우
- 출생 시 체중이 4kg 이상인 거대아를 출산한 적이 있는 경우

- 임신성 당뇨병에 걸린 적이 있는 경우

(3) 당뇨병의 진단기준

- 당뇨병의 전형적인 증상(다음, 다뇨, 이유 없는 체중감소)이 있으면서 무작위 혈장 혈당 ≥ 200mg/dL
- 또는 공복 혈장 혈당(fasting plasma glucose, FPG) ≥ 126mg/dL
  (※ 공복 혈당(FPG)의 정상 값: 100mg/dL 미만)
- 또는 75g 경구 당부하검사(oral glucose tolerance test, OGTT)에서 2시간째 혈장 혈당 농도 ≥ 200mg/dL

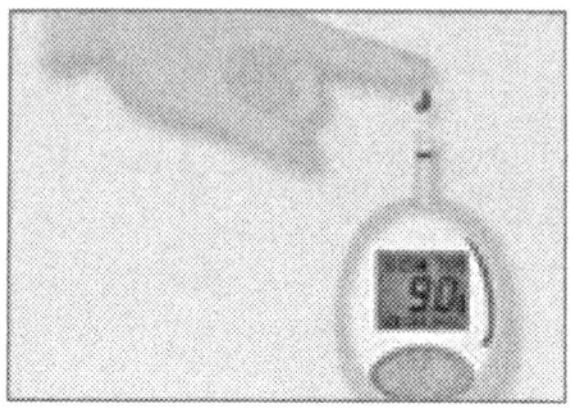
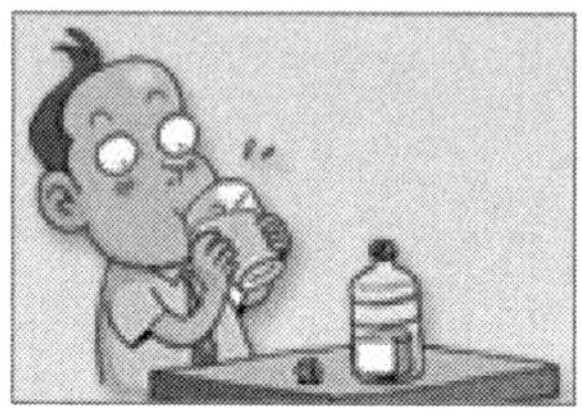

(4) 주요 증상

- 혈당량의 증가
- 지나친 갈증, 배뇨 횟수의 증가
- 공복감, 피로감
- 사지의 마비
- 시각의 변화
- 피부 궤양 등

(5) 합병증

- 당뇨병에서 포도당을 위시한 여러 가지 대사 경로의 장애
  → 신장, 망막, 신경 등 다양한 미세혈관 합병증과 관상동맥 질환, 뇌졸중 등 대혈관 합병증을 유발함
- 당뇨병은 말기 신부전, 비외상성 하지 절단, 시력 상실의 원인으로 작용함

(6) 치료

- 제1형 당뇨병: 인슐린 투여

• 제2형 당뇨병의 치료 원칙
  – 식사요법, 운동 등 생활습관 교정
  – 약물치료를 통한 혈당의 조절
  – 이상지질혈증, 고혈압, 비만, 관상동맥질환 등 동반된 대사질환의 치료
  – 망막병증, 신병증, 심혈관계 질환, 신경병증 등 합병증의 예방과 치료

7) 골다공증

뼈는 일생동안 지속적으로 생성, 성장, 흡수의 과정을 반복하는 장기이다. 뼈는 인체를 지탱하고, 장기를 보호하며, 칼슘을 저장하는 역할을 담당한다. 유형은 조골세포(골 생성), 파골세포(골 흡수/파괴)가 있고, 발육기에 활발히 골 생성이 이루어지고, 30세 이후부터는 활발한 골 흡수가 진행된다. 1년 마다 10%의 뼈가 교체되고, 10년이 지나면 우리 몸의 뼈는 모두 새로운 뼈로 교체된다.

20~30대에 골밀도가 가장 높고, 그 이후로는 감소한다. 여성의 경우 폐경 후에 골 흡수세포의 작용을 억제하는 여성호르몬이 감소함에 따라 급격한 골 흡수가 진행되어 뼈가 약해진다.

골다공증(osteoporosis)은 뼈의 강도가 약해져서 골절되는 골격계질환이다. 뼈의 강도는 뼈의 양과 질에 의해 결정되고, 뼈의 질에 영향을 주는 요소는 뼈의 구조, 교체율, 무기질환, 미세 손상 등이다.

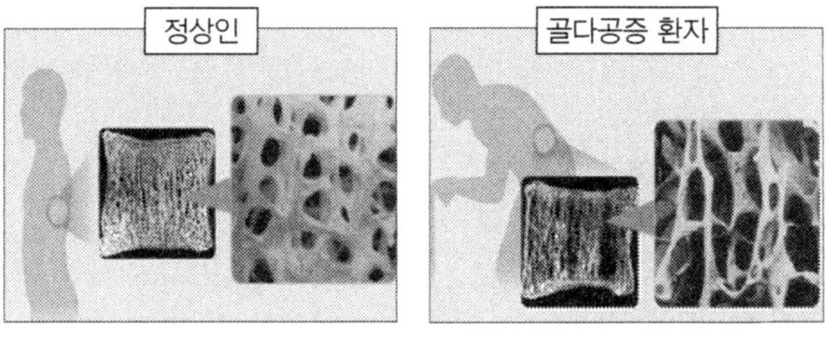

(1) 분류

• 일차성 골다공증 : 폐경후 골다공증, 노인성 골다공증
• 이차성 골다공증 : 최대 골량의 형성, 질병, 약물 등에 의해 발생

(2) 원인

• 유전적 요인

- 술, 담배, 카페인, 화학 첨가물이 다량 함유된 식품 섭취
- 운동부족, 정적인 생활양식
- 부적절한 영양, 우유 또는 유제품 섭취가 적은 저칼슘식사 등

(3) 역학적 특징

- 고령, 여성, 낮은 체질량지수(BMI)
- 과거 골다공증 병력, 부모의 대퇴골 골절 병력
- 류마티스관절염, 이차성골다공증
- 흡연, 과음
- 부신피질호르몬
- 대퇴골 골밀도: 낮을수록 골절 증가

(4) 기전

노화, 폐경, 호르몬의 변화, 약물 등

→ 뼈의 양 감소

→ 뼈의 구성 성분 변화

→ 뼈의 질 저하

→ 골다공증 발생

(5) 진단 : 골밀도측정 등

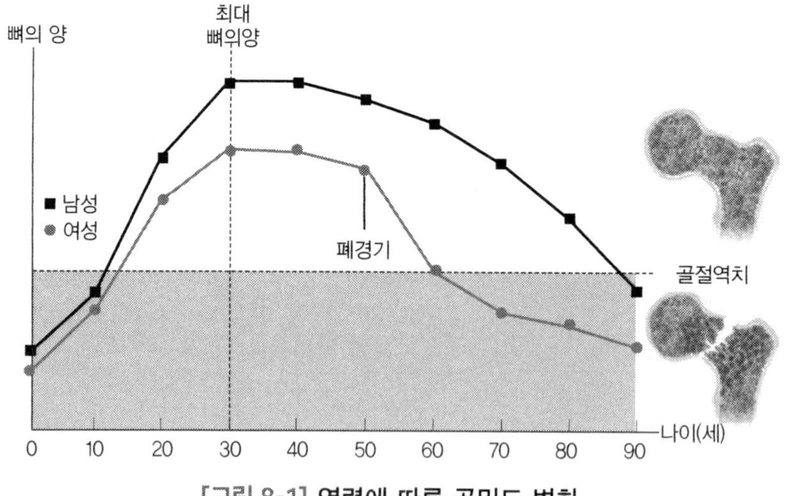

[그림 8-1] 연령에 따른 골밀도 변화

(6) **증상**

- 굽은 등, 굽은 허리
- 격렬한 통증 수반
- 신장(키) 감소
- 골절 발생(손목, 척추, 대퇴골 등)

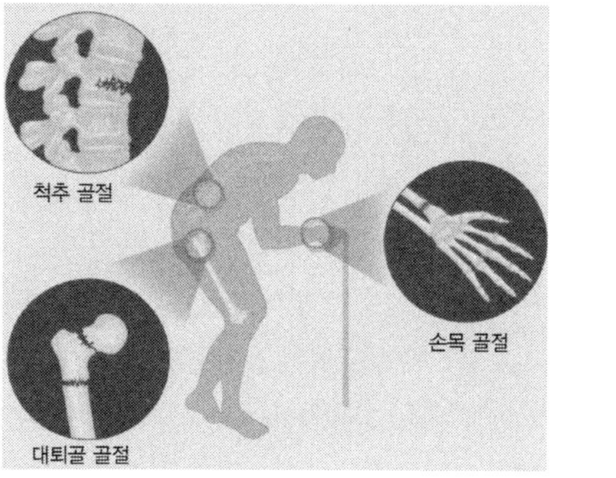

(7) **골밀도검사 대상**

- 65세 이상 여성, 70세 이상 남성
- 위험요인을 갖고 있는 젊은 폐경 여성, 50~69세 남성
- 저체중군, 과거 골절력
- 고위험약제를 복용하는 폐경이완기 여성
- 50세 이후 골절을 경험한 성인
- 골다공증 유발 질병 또는 약제를 복용한 경우
- 여성호르몬 치료를 중단한 폐경 여성

(8) **치료 및 예방**

- 치료 : 여성호르몬 요법(에스트로겐, 에스트로겐+프로게스테론) 등
- 예방 : 고칼슘식사, 비타민 D 섭취, 일광욕, 규칙적인 운동, 금연, 절주 등

3. 건강관리

1) 예방접종

모든 성인은 매년 1회 인플루엔자 예방접종을 받아야 하고, 매 10년 마다 디프테리아, 파상풍, 백일해를 예방하기 위한 Tdap/Td를 접종해야 한다. 19~64세 성인 중 폐렴구균 감염의 위험이 높은 경우 폐렴구균 예방접종을 받아야 하고, 30~39세 성인 중 항체 검사 후 음성인 경우에는 A형간염 예방접종을 받아야 한다.

2) 건강검진

국민건강보험에 가입한 보험자가입자의 피부양자는 만 40세부터 정기적인 건강검진과 암검사를 받아야 한다. 국가건강검진사업에는 일반건강검진사업과 암검사사업이 있다. 암검사는 위암, 대장암, 간암, 유방암, 자궁경부암에 대해 검사하고 있다. 생애 주기에 따른 건강검진에는 만 40세, 만 66세에 참여하는 생애전환기 건강진단이 있다. 만 40세의 건강검진은 암, 심뇌혈관질환 등 만성질환을 조기발견하기 위해 고지혈증(중성지방, HDL 콜레스테롤), 복부비만(허리둘레) 등에 관한 검사를 실시하고 있고, 만 66세의 건강검진은 신체기능 저하, 노인성질환을 조기발견하기 위해 노인신체기능(근력, 평형성), 일상생활 수행능력, 인지기능장애(치매), 골밀도검사(골다공증) 등에 관한 검사를 실시하고 있다.

[표 8-2] 우리나라 국가건강검진 프로그램

<table>
<tr><th colspan="2">구분</th><th>목표질환</th><th>검진대상</th><th>검진주기</th><th>검진항목</th></tr>
<tr><td colspan="2">일반
건강
검진</td><td>고혈압, 당뇨,
이상지혈증,
비만, 신장,
빈혈, 간,
폐질환, 구강</td><td>• 지역세대주
• 직장가입자
• 만 40세 이상 세대원,
피부양자
• 직장가입자</td><td>• 2년마다 1회
• 생산직 근로자
(1년마다 1회)</td><td>• 1차 : 진찰 및 상담,
요검사,
혈액검사 등
• 2차 : 고혈압,
당뇨의심자에 대한
검진결과 상담 및
보건교육</td></tr>
<tr><td rowspan="2">암
검
사</td><td>암
검진</td><td rowspan="2">위암, 유방암,
대장암, 간암,
자궁경부암</td><td rowspan="2">• 만 20세 이상
(자궁경부암)
• 40세 이상
(위암, 유방암, 간암)
• 50세 이상
(대장암)</td><td rowspan="2">• 위암(2년)
• 대장암(1년)
• 유방암(2년)
• 간암(6개월)
• 자궁경부암(2년)</td><td rowspan="2">• 암종별 단계별 검진</td></tr>
<tr><td>국가
암
조기
검진</td></tr>
<tr><td colspan="2">생애
전환기
건강
진단</td><td>일반건강검진,
목표질환,
골다공증,
우울증, 치매</td><td>• 만 40세
• 만 66세</td><td>• 중년기 및
노년기 도달
연령층</td><td>• 1차 : 일반건강검진,
골밀도검사,
노인신체기능검사
• 2차 : 검진결과, 생활습관,
정신건강 상담 및 보
건교육</td></tr>
</table>

건강상태를 파악하기 위한 추적 관리에는 행동 건강력 조사와 건강 모니터링이 포함된다. 구체적인 항목은 다음과 같다.

(1) 행동 건강력 조사

- 인구사회학적 특성

  연령, 성, 학력, 월수입, 혼인, 종교, 취미/여가활동, 가족/친구의 사망 등
- 환경적 특성

  거주지, 거주 형태, 가족수, 직업 유형, 직장 환경, 업무스트레스 등
- 신체생리적 특성

  흡연, 음주, 카페인섭취, 약물오남용, 안전벨트 착용, 신체활동, 체중, 수면시간, 성생활, 자가검진(고환자가검진, 유방자가검진) 등

(2) 건강 모니터링

- 흡연
- 비만 혹은 영양부족
- 음주 : 운전, 수영, 작업 시 음주 여부
- 안전벨트, 헬멧 착용
- 의도하지 않은 임신
- 피임
- 불법 약물 사용
- 규칙적인 신체활동
- 혈중 콜레스테롤 수치, 중성지방 수치 확인 : 관상동맥질환
- 혈압 측정 : 고혈압
- 소변검사 : 당뇨, 단백뇨, 세균뇨
- 피부반응검사 : 결핵
- 자가검진 : 유방암, 고환암
- 예방접종 : 파상풍, 디프테리아, B형 간염
- Pap test : 자궁경부암
- 안과검사 : 시력 저하
- 치과 진료 : 스케일링
- 성병 예방

〈고환 자가검진〉

1. 양손을 이용하여 고환을 만져봅니다. 한 손의 검지와 중지는 음경 아래에, 엄지는 귀두 부분에 올려놓은 채 음경을 들어 올리고, 다른 손은 엄지와 나머지 손가락을 이용하여 수평으로 부드럽게 고환을 굴립니다. 작은 결절이나 비정상 상태가 있는지 살펴 봅니다. 정상 고환은 부드럽고 딱딱한 정도가 일정합니다.

2. 같은 방법으로 고환을 아래위로 굴려 봅니다.

3. 가는 튜브와 같은 부고환을 검진합니다. 부고환은 고환의 후상방에 위치하고 있습니다.

4. 다른 고환도 같은 방법으로 검진합니다. 한 쪽 고환이 다른 쪽 고환보다 더 큰 것은 정상입니다.

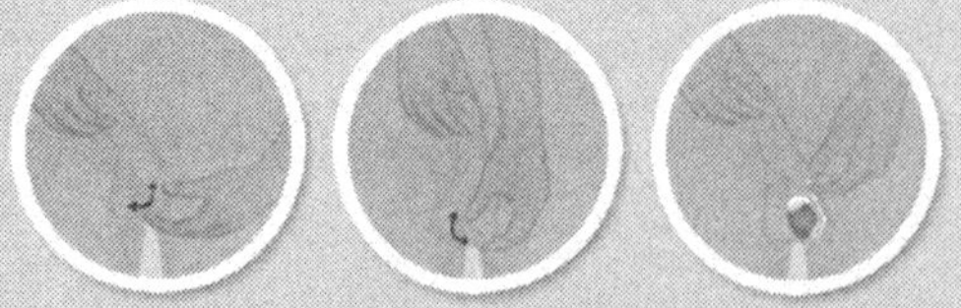

1. 고환을 수평으로 굴려준다. 2. 고환을 위아래로 굴려본다. 3.부고환검진

위와 같은 고환 자가 검진은 매달 실시하여야 하며, 목욕이나 샤워 후 고환이 충분히 이완되었을 때 촉진하도록 합니다. 덩어리나 부종이 촉진되었을 때는 가능한 빨리 의사의 진찰을 받아 보아야 합니다.

보건복지부 국립암센터 대한의학회

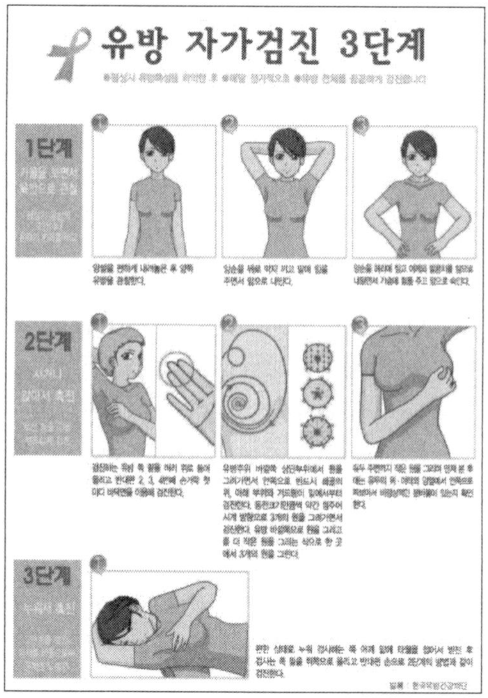

3) 건강생활 수칙

○ **암을 예방하는 10가지 생활수칙 : 국민 암예방 수칙**

- 담배를 피우지 말고, 남이 피우는 담배 연기도 피하기
- 채소와 과일을 충분하게 먹고, 다채로운 식단으로 균형잡힌 식사하기
- 음식을 짜지 않게 먹고, 탄 음식을 먹지 않기
- 술은 하루 두잔 이내로만 마시기
- 주 5회 이상, 하루 30분 이상, 땀이 날 정도로 걷거나 운동하기
- 자신의 체격에 맞는 건강 체중 유지하기
- 예방접종 지침에 따라 B형 간염 예방접종 받기
- 성매개감염병에 걸리지 않도록 안전한 성생활 하기
- 발암성 물질에 노출되지 않도록 작업장에서 안전 보건 수칙 지키기
- 암 조기검진 지침에 따라 검진을 빠짐없이 받기

제 9 장

노년기 발달 특성과 건강관리

1. 발달 특성
2. 주요 건강문제
3. 건강관리

제9장

노년기 발달 특성과 건강관리

1. 발달 특성

노화는 신체적 성장 발달의 중지, 운동기능의 쇠약, 감각기능 및 소화 · 호흡 · 배출 기능의 저하, 면역기능과 조절기능의 혼란, 생식기능의 쇠퇴 등으로 인하여 발생한다. 노화는 생물학적 변화가 30대에 최고점에 도달한 이후부터 죽을 때까지 진행된다. 노화와 관련된 변화는 개인마다 다양하게 발생하며, 만성적 기능장애가 계속되면서 악화된다.

노년기(late adulthood, old age)는 60세 이상에서 사망까지의 시기로 성인 후기에 해당하며, 노화가 본격적으로 나타나는 시기이다. 이 시기는 체력이 점차 약해지고, 소득과 독립성이 감소하며, 배우자와 친구, 본인의 죽음을 경험하고, 사회적으로 새로운 역할에 적응해야 하는 시기이다. 수명 연장과 인구고령화에 의해 노년기가 점차 길어지고 있다.

1) 신체적 발달 특성

(1) 심장과 순환기계

- 25세 이후 심장, 전립선은 일정한 무게를 유지한다. 타 기관은 노화와 함께 무게가 감소한다.
- 운동 시 심장의 강도와 박동수를 늘릴 수 있는 능력이 서서히 퇴화한다.
- 심근이 두꺼워지고 혈관 내 지방 침전물이 쌓여 혈류를 감소시킨다. 위험요인은 음주, 흡연, 고콜레스테롤 식이 등이다.

- 심장과 혈관의 탄력성이 감소한다.

(2) 호흡기계

- 기초대사율이 떨어진다.
- 남성이 여성보다 빠른 속도로 기초대사율이 감소한다.
- 폐의 탄력성이 감소하여 호흡기계 감염 위험이 증가한다.

(3) 소화기계

- 위장관의 움직임(음식 섭취, 소화, 흡수, 배출)은 생리적 요구에 대한 반응이다.
- 위장관은 연령이 증가함에 따라 위축된다.
- 위장관의 움직임은 출생부터 노년기까지 긴장, 걱정 등에 민감하게 반응한다.
- 신진대사(기초대사량)의 감소, 효소생산의 감소, 위산의 감소로 불편감과 소화불량이 증가한다.

(4) 골격계

- 노년기까지 골격계의 길이가 서서히 줄어든다.
- 중년에서부터 척추 디스크가 얇아지고 척추가 짧아진다.
- 골다공증 발생 위험도가 높아진다.
- 몸통이 짧아지고 사지가 길어져 태아 때의 성장비율과는 반대적인 특징을 보인다.

(5) 근육조직

- 근육량이 감소한다.
- 근육사용과 비례하여 근육조직이 증가한다. 낙상 예방을 위해 적정 신체활동을 실천해야 한다.

(6) 지방조직

- 남성, 여성 모두 70세 이후 지방이 감소한다.
- 전반적으로 남성, 여성 모두 체중이 감소한다.
- 지방의 감소로 골격의 뚜렷함이 두드러진다.

(7) 림프조직

- 사춘기 이후 퇴화된 양을 유지한다.
- 흉선이 너무 작아져서 찾기 힘들어진다.

(8) 신경계

- 뇌세포가 죽거나 쪼그라들거나 연결이 끊어져 뇌세포가 감소한다.
- 충동적인 행동이 감소하고, 반응이 느려진다.
- 중추신경계의 구조적 변화로 인하여 인지능력의 손상을 가져온다.

(9) 생식계

- 생식기는 폐경기 이후 퇴화한다.
- 남성, 여성 모두 나이가 들수록 생식기가 퇴화한다.

(10) 비뇨기계

- 사구체 여과율이 20~90세 사이에 47% 정도 감소한다.

(11) 내분비계

- 모든 내분비선(갑상선, 부신, 뇌하수체, 부갑상선, 랑게르한스섬 등)의 기능이 감소한다.

(12) 치아

- 치은염 발생이 증가한다.

(13) 통합기관

- 피부의 노화를 주름 등을 통해 확연하게 볼 수 있다.
- 피부의 재생 능력 및 피부의 탄력성이 감소한다.

2) 심리사회적 발달 특성

노년기는 일생 동안 성취한 발달단계별 과업의 성과가 나타나는 시기이다. 노년기는 자신의 삶을 돌아보고, 삶 자체의 가치와 의미를 찾아 인생의 만족과 보람을 느끼며 자아통합을 이루어 평안한 죽음을 맞게 된다. 반면 자신의 삶이 실패했다고 생각하거나 삶의 보람을 찾지 못하면 다른 사람을 원망하고 죽음을 두려워하며 절망감을 느끼게 되고, 인생에 대해 비관적으로 생각하며 사회로부터 고립될 수 있다. 노년기의 자아 통합감은 죽음에 직면하는 노인에게 생을 평안히 마감할 수 있도록 도와준다.

2. 주요 건강문제

생애전환기(life transition)는 생애주기에서 특히 생물학적, 사회적 역할 변화로 개인의 인생에 어떤 전환점(turning point)이 시작되는 시기를 말한다. 청년기에는 외모를 중시하나, 중년기에는 복부비만에 따른 심장질환 예방을 위해 건강식이 섭취와 관절에 무리가 없는 유산소운동을 선호하며, 노년기에는 건강 영양식이에 관심이 높아진다. 반면 노인들은 갑작스런 배우자의 상실로 인한 인생의 전환기가 시작될 때 식이 섭취가 제대로 이루어지지 않고, 운동을 하지 않게 되며, 우울증 등의 정신건강문제를 일으키게 된다.

노화에 따른 생리적 변화에는 심혈관, 내분비, 소화, 면역, 피부, 근골격, 신경, 비뇨, 생식, 호흡기계와 감각 수용기관의 변화가 이루어지고 심장질환, 암, 중풍, 만성 상기도 질환, 유행성 감기와 폐렴, 노인성 치매, 신장질환, 고의적이지 않은 신체적 손상, 패혈증 등이 발생한다. 노년기의 주요 건강관리방안은 예방접종, 안전한 환경, 낙상 등의 사고 예방, 영양 및 신체활동, 흡연과 음주를 포함한 약물 오남용 예방과 같은 건강생활의 실천이다.

1) 노년기 건강 특성

연령의 증가는 만성질환의 유병률을 증가시키고, 일상생활활동(activity of daily living, ADL) 수행능력을 감소시킨다. 70세 이상이 되면 관절염, 고혈압, 청각장애, 심장질환, 백내장, 당뇨 환자의 비율이 높아지고, 80세 이상이 되면 여러 개의 질환과 다수의 신체장애를 동반하게 된다.

한편 우리나라의 평균 기대수명은 지속적으로 증가하고 있다. 2030년이 되면 우리나라의 기대수명은 남자 84.1세, 여자 90.8세가 될 것으로 예측하고 있다. OECD 국가 중 가장 빠르게 증가하고 있다. 또한 2030년이 되면 65세 인구가 24.3%가 되는 초고령사회로 진입하게 될 것이며, 노인 인구의 증가로 인해 1인당 국민의료비의 지출도 증가하고, 의료산업의 규모도 커질 것이다.

반면 65세 이상의 노인의 주관적 건강상태에 대한 인지수준은 연령이 높아질수록 낮아지고 있다. 만성질환을 3개 이상 보유하고 있는 복합 질환자도 증가하고 있다.

[표 9-1] 65세 이상 노인의 주관적 건강상태 인지수준

구분	매우 나쁨	나쁨	그저 그렇다	건강함	매우 건강함
전체	6.7	31.6	24.8	34.2	2.7
남자	5.9	24.7	24.1	41.0	4.3
여자	7.2	36.5	25.4	29.4	1.5
65-69세	4.9	25.4	25.2	40.6	3.8
70-74세	5.6	32.8	24.8	34.4	2.4
75-79세	8.2	36.2	24.9	28.7	2.0
80-84세	9.8	38.1	24.0	26.6	1.5
85세 이상	9.2	30.2	24.3	33.6	2.7

출처 : 보건복지부 · 한국보건사회연구원. (2015). 2014년 노인실태조사.

[표 9-2] 65세 이상 인구 중 만성질환 보유 분포

만성질환 수	분포	진체진료비	본인부담비용
없음	4.7%	50,201	14,225
1개	14.1%	97,266	22,025
2개	20.7%	147,005	32,025
3개 이상	60.5%	322,462	71,945
계	100.0%	241,544	53,919

출처 : 보건복지부 · 질병관리본부. (2015). 제4차 국민건강증진종합계획 2016~2020. p.22

(1) 노년기 신체기능상태

노인의 신체기능상태는 일상수행능력(ADL : activities of daily living)과 도구적 일상생활수행능력(IADL : instrumental ADL)을 평가하여 파악할 수 있다. 일상수행능력(ADL)은 옷입기, 세수 · 양치질 · 머리감기, 목욕 · 샤워하기, 차려놓은 음식 식사하기, 화장실 사용하기, 대소변 조절, 이부자리에서 일어나 밖으로 나오기 등을 포함하고, 도구적 일상생활수행능력(IADL)은 몸 단장, 집안일, 식사 준비, 빨래, 약 챙겨먹기, 금전 관리, 근거리 외출, 상점 물건 사기, 전화 걸고 받기, 교통수단 이용, 장거리 외출 등을 포함한다.

노인의 신체기능장애율은 일상수행능력(ADL) 장애와 도구적 일상생활수행능력(IADL)

장애로 평가하고, 남성보다는 여성의 장애율이 높고, 연령이 증가할수록 장애율이 높아진다. 일상수행능력(ADL)의 장애율은 도시에 거주하는 노인이 농촌에 거주하는 노인보다 높은 반면 도구적 일상생활수행능력(IADL)의 장애율은 농촌 노인이 도시 노인보다 높았고, 월가구소득이 낮을수록 장애율이 높아졌다.

[표 9-3] 65세 이상 노인의 지난 1년 동안의 장애 및 손상 경험

구분	ADL 장애(1개 이상)	IADL 장애(1개 이상)	인지저하자 비율	낙상경험자 비율
전체	6.9	17.8	31.5	25.1
남자	5.0	10.6	31.8	17.5
여자	8.3	23.0	31.2	30.5
65–69세	2.2	5.3	27.5	19.6
70–74세	4.1	13.0	29.7	24.5
75–79세	6.9	19.1	31.0	28.0
80–84세	13.0	33.7	33.9	29.0
85세 이상	25.5	55.8	52.5	35.1

* 인지기능과 인지장애 : MMSE-DS점수
출처 : 보건복지부 · 한국보건사회연구원. (2015). 2014년 노인실태조사.

노화와 관련된 건강위험군은 80세 이상, 잦은 낙상, 영양실조로 인한 체중감소, 배우자나 친구들의 상실로 인한 우울증, 경한 기억력 감소, 2개월에 3번 정도 입원, 정규적으로 5가지 이상의 약물 복용, 지역사회 공동체에 가까운 가족이 없는 사람, 보건교육이 필요한 사람이다.

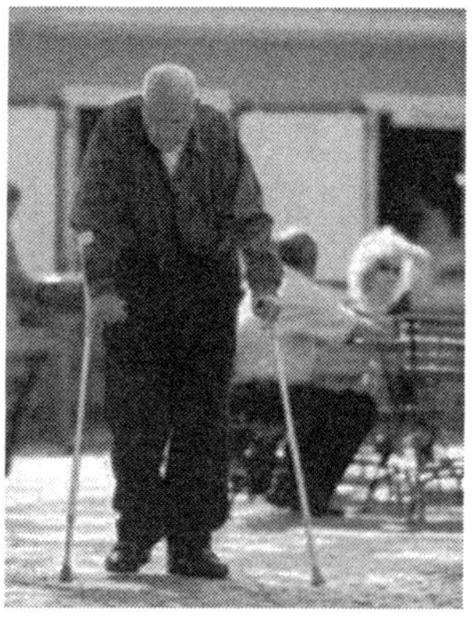

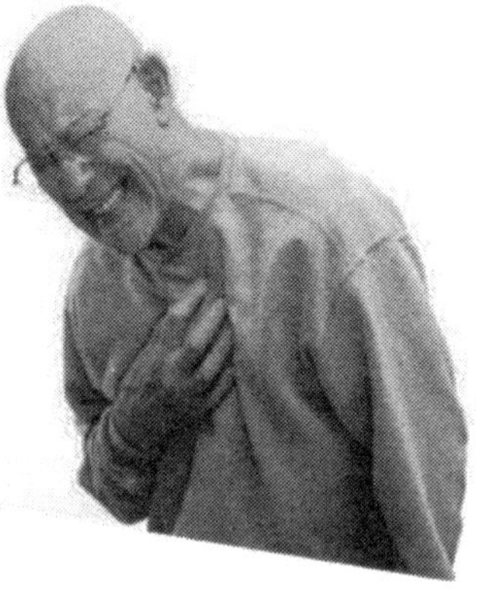

2) 주요 건강문제

(1) 관상동맥질환

관상동맥(coronary artery)은 심장근육 자체에 혈액을 공급하는 혈관을 말하며, 관상동맥질환에는 허혈성 심장질환, 협심증, 심근경색증 등이 있다. 허(빈)혈성 심장질환(ischemic heart diseases)은 혈관 내벽에 콜레스테롤, 섬유소 등이 끼어 혈관이 굳어지고 탄력성이 감소하여 혈관이 좁지고 혈류가 감소하여 발생한다. 협심증(angina)은 혈액공급이 부족하여 앞가슴 부위에 조이는 듯한 통증을 느끼는 질환으로, 주요 증상에는 조이는 느낌, 뻐근함, 압박감, 터지는 듯한 느낌, 답답함, 30초에서 2~3분 정도 지속되는 화끈거리면서 달아오르는 느낌 등 있다. 협심증은 대개 심전도(EKG)상에서 특별한 이상소견을 발견할 수 없는 경우가 많다. 필요에 따라 러닝머신 위에서 뛰거나 약물을 사용하여 심장 박동운동을 증가시킨 상태로 심전도를 촬영하는 운동부하 심전도검사를 시행하기도 한다.

심근경색증(myocardial infarction)은 동맥경화가 심화되거나 혈전에 의해 혈관이 막혀 심근허혈이 지속되어 심근세포가 비가역적으로 파괴된 상태를 말한다. 즉 심장의 관상동맥이 혈전에 의해 완전히 막혀서 심장 근육이 죽는 질환이다. 심근경색증은 협심증보다 통증이 심하고, 땀이 나거나 구역질을 느끼며, 통증이 30분 이상 지속된다. 심근경색의 범위가 넓어지면 부정맥, 심부전 등의 합병증이 발생한다. 심근의 40% 이상이 파괴된 경우에는 심장발작(heart attack, shock)의 소견을 보이고, 심장발작이 일어나면 환자의 40% 이상은 1시간 이내에 사망하게 된다.

심근경색증의 원인은 대부분 관상동맥의 죽상동맥경화(coronary atherosclerosis)로 인해 발생한다. 플라크(plaque)의 파열(rupture), 균열(fissure), 궤양형성(ulceration) 등이 발생하면서 혈소판의 활성화 및 혈전형성과정(thrombogenesis)이 일어난다. 이로 인해 혈전성 폐쇄(thrombotic occlusion)를 일으키게 된다. 죽상동맥경화 이외의 원인에는 좌심실 혹은 좌심방의 혈전, 종양, 경구피임약, 판막 이상에 의한 관상동맥 색전(coronary emboli), 과응고성(hypercoagulability) 상태 등에 의한 혈전성 관상동맥질환(thrombotic coronary artery disease), 다카야수병(Takayasu's disease) 등에 의한 관상동맥염(coronary vasculitis), 관상동맥의 혈관경련(coronary vasospasm), 선천성 관상동맥 기형(congenital coronary anomalies) 등이 있다.

① 위험요인

- 흡연

- 비만, 고혈압, 고지혈증, 당뇨
- 가족력
- 고령(남자 〉 45, 여자 〉 55), 폐경(여자) 등
- 불안정성 협심증 혹은 변이형 협심증(unstable angina or prinzmetal's variant angina)
- 과격한 운동, 과로
- 정신적 스트레스
- 질병
- 겨울철, 아침에 일어난 직후 등

② 증상

- 전형적인 흉통
- 지속적인 둔통 : 조이거나, 짓누르거나, 쥐어짜는 듯한 통증
- 협심증(angina)의 흉통과 비슷하지만 증상의 정도가 더 심하고 오래 지속된다.
- 좌측 팔이나 목, 턱 등으로 전파되는 방사통
- 배꼽 아래쪽으로는 잘 나타나지 않는다.
- 발한, 구역, 구토, 어지럼증, 불안 등
- 심할 경우 호흡곤란, 의식상실, 혼돈(confusion) 등

일반적으로 환자가 30분 이상 지속되는 흉골하통증(substernalpain)과 발한을 동반한 경우 우선적으로 급성 심근경색증을 의심한다. 급성 심근경색증 환자의 약 20-30%에서는 전형적인 흉통이 없는 경우가 있다. 특히 수술 직후, 당뇨, 고령, 여성, 고혈압 등의 환자에서 많이 발생할 수 있고, 급사의 위험성이 높다.

③ 진단기준(WHO 진단기준)

다음 중 2가지 이상이 있으면 급성 심근경색증으로 진단

- 전형적인 흉통이 나타나는 경우
- 심전도 소견 상 ST 분절의 상승 또는 Q파의 출현 등 급성 심근경색증 시 나타날 수 있는 소견이 있는 경우
- 혈청 심근효소(serum cardiac marker)의 상승이 있는 경우

④ 검사

- 심전도(EKG)
- 운동부하검사
- 혈액검사 : 심장의 손상에 의해서 상승되는 CK-MB, Troponin 등의 혈중 농도 상승 (※ 협심증: 정상 수치)
- 흉부 방사선 사진 : 심장의 크기와 모양, 주요 혈관의 상태 등 확인
- 핵 영상 스캔(심근 스캔) : 미량의 방사선 동위 원소를 정맥에 주사한 뒤 특수 카메라로 심장과 폐의 혈류 촬영
- 관상동맥 조영술(심혈관 조영술) : 관상동맥협착의 위치와 정도 파악
- 전산화 단층촬영(CT) : 심장박동, 관상동맥의 형태와 성상 촬영
- 심초음파 : 심장의 형태, 심박출량, 역류 등 확인
- 위-식도 내시경 : 위 장관 질환에 의한 흉통을 배제하기 위해 초음파 기구가 장착된 내시경을 식도 속으로 삽입하여 심장의 뒤쪽에서 초음파 검사 시행

⑤ 치료

- 환자가 증상을 인식한 후, 신속히 의료시설 방문
- 급성 심근경색증이 진단되거나 의심되는 환자는 제세동(defibrillation)을 포함한 응급처치가 가능한 의료진을 거쳐 이차 심폐소생술(advanced cardiac life support)이 가능한 병원으로 신속히 이송해야 한다.
- 초기치료 : 급성 심근경색증이 의심되면 일단 아스피린(aspirin) 및 산소(2-4L/min)투여
- 신속히 재관류치료(reperfusion therapy) 시행
- 기타 약물 요법

(2) 뇌혈관질환

뇌혈관질환(cerebrovascular disease)은 뇌혈관장애가 발생하여 충분한 혈액의 공급이 저해되거나 뇌출혈이 일어나 갑작스러운 의식 장애, 신체 마비 등이 발생하거나 사망하게 되는 질환이다. 뇌졸중(stroke, CVA)은 뇌혈관장애로 인한 질환의 총칭이다. 뇌졸중의 원인은 고혈압, 고지질혈증, 동맥경화증, 뇌색전, 당뇨병 등이며, 정기적으로 혈압, 혈당, 콜레스테롤을 측정하는 것이 중요하다. 고혈압, 당뇨병, 이상지질혈증(고지혈증)은 심뇌혈관질환의 중요한 원인으로 알려져 있다. 이들 질환은 진행되어 합병증이 생기기 전까지

뚜렷한 증상이 없다. 고혈압, 당뇨병은 40대 이후에 발생이 증가하므로 정기적인 검사를 통해 확인하고, 자신의 혈압, 혈당, 콜레스테롤 수치를 반드시 알고 있어야 한다. 고혈압과 당뇨병을 조기에 발견하여 치료하면 심근경색증 및 뇌졸중 등 중증 심뇌혈관질환의 발생을 감소시킬 수 있다. 반면 30~40대의 경우 다른 연령층에 비해 인지율과 치료율이 현저히 낮기 때문에 검사에서 이상이 발견되거나 의심되면 방치하지 말고 의사의 진료를 받는 것이 중요하다.

① 치료

고혈압, 당뇨병, 이상지질혈증(고지혈증)의 치료방법에는 비약물요법과 약물치료가 있다. 비약물요법은 규칙적인 운동, 저염식, 체중 조절, 금연 등 생활습관을 개선하여 혈압과 혈당 등을 조절하는 방법이다. 약물치료는 정기적인 약 복용과 생활습관 개선을 위한 꾸준한 노력이 지속되어야 한다. 확인되지 않은 민간요법 또는 건강기능식품에 의존하는 행위는 질환을 악화시키고 합병증을 불러오는 결과를 초래할 수 있다.

뇌졸중, 심근경색증의 응급 증상을 숙지하고 발생 즉시 병원을 방문하는 것이 중요하다. 뇌졸중 의심 증상은 갑작스런 반신마비, 감각이상, 언어장애, 의식 저하, 가슴을 쥐어짜는 듯한 통증 등이며, 의심 증상 발생 시 즉시 응급실을 내원해야 한다. 적절한 치료 시기를 놓치게 되면 후유증과 영구적인 장애를 가져올 수 있다.

② 예방

적정 체중과 허리둘레를 유지하는 것이 중요하다. 비만은 고혈압, 당뇨병, 이상지질혈증(고지혈증)의 위험을 증가시키고, 심뇌혈관질환의 발생률을 높인다. 특히 소아 비만은 성인 비만으로 이어지기 쉬우므로, 아동 및 청소년기부터 적정 체중을 유지하도록 노력해야 한다. 이외에도 스트레스를 관리하고, 금연, 절주를 실천하며, 규칙적인 신체활동과 식이요법을 실천해야 한다.

○ **비만 진단기준** : BMI 25kg/㎡ 이상(아시아인 기준)

- BMI 25 이상 : 고혈압, 당뇨병, 이상지질혈증의 위험이 2배 이상 증가
- BMI 30 이상 : 각 질환의 사망률이 1.5배 증가

3. 건강관리

1) 예방접종

노년기에는 매년 실시하는 인플루엔자 예방접종을 받아야 하고, 디프테리아, 파상풍, 백일해를 예방하기 위한 Tdap/Td를 10년 마다 접종해야 한다. 65세 이상 노인은 폐렴구균과 대상포진 예방접종을 받아야 하는데, 대상포진 예방접종의 경우 과거 대상포진 이환 여부와 상관없이 접종해야 한다.

건강한 성인에게 일반적으로 권장하는 **예방접종**

예방접종 종류	접종대상
인플루엔자	모든 성인(매년 1회 접종)
파상풍/디프테리아/백일해(Td 또는 Tdap)	모든 성인(매 10년마다 접종)
폐렴구균	65세 이상 성인
대상포진	60세 이상 성인
A형간염	20~30대 성인

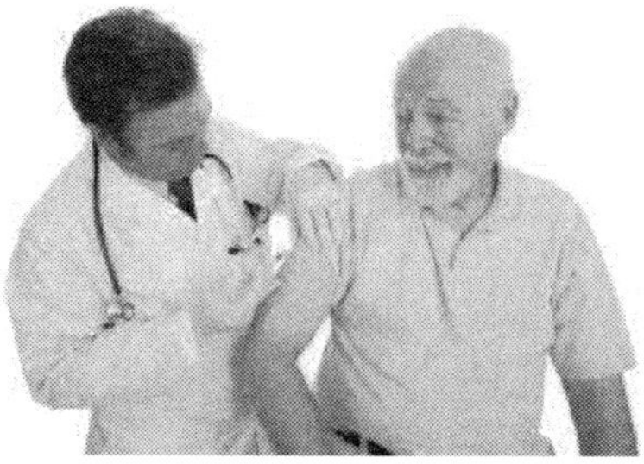

인플루엔자
인플루엔자 생백신은 50세 미만 연령에서 사용

파상품/디프테리아/백일해(Td 또는 Tdap)
매 10년마다 Td 백신으로 접종하며 이 중 1회는 Tdap으로 접종

폐렴구균
19~64세 성인 중 폐렴구균 감염의 위험이 높은 경우 접종 가능

대상포진
과거 대상포진 이환 여부에 상관없이 접종 가능

A형간염
30~39세는 항체 검사 후 음성인 경우에 접종

자료출처 : 질병관리본부

2) 안전 : 심폐소생술(CPR)

심장발작으로 인해 심정지가 발생했을 때 신속히 심폐소생술(Cardiopulmonary Resuscitation, CPR)을 수행하면 후유증을 최소화하고 생명을 구할 수 있다. 질병관리청이 권고하는 심폐소생술의 단계는 반응 확인, 119 신고 및 AED 요청, 호흡 확인, 가슴 압박(30회), 인공 호흡(2회), 가슴 압박과 인공호흡 반복 시행, 회복 자세 순이다. 정상적인 반응과 호흡이 없는 심정지 환자의 경우 심폐소생술 시행 중 자동심장충격기(자동제세동기, Automated External Defibrillator, AED)를 지체없이 적용하므로, 심폐소생술 교육 시 자동심장충격기(AED)의 정확한 사용법을 함께 습득해야 한다.

(1) 심폐소생술

① 1단계 : 반응의 확인

현장의 안전을 확인한 뒤에 환자에게 다가가 어깨를 가볍게 두드리며, 큰 목소리로 "여보세요, 괜찮으세요?" 라고 물어본다. 의식이 있다면 환자는 대답을 하거나 움직이거나 또는 신음 소리를 내는 것과 같은 반응을 나타낸다. 반응이 없다면 심정지의 가능성이 높다고 판단해야 한다.

② 2단계 : 119신고

환자의 반응이 없다면 즉시 큰 소리로 주변 사람에게 119 신고를 요청한다. 주변에 아무도 없는 경우에는 직접 119에 신고한다. 만약 주위에 심장충격기(자동제세동기)가 비치되어 있다면 즉시 가져와 사용해야 한다.

③ 3단계 : 호흡 확인

쓰러진 환자의 얼굴과 가슴을 10초 이내로 관찰하여 호흡이 있는지를 확인한다. 환자의 호흡이 없거나 비정상적이라면 심정지가 발생한 것으로 판단한다. 일반인은 비정상적인 호흡 상태를 정확히 평가하기 어렵기 때문에 응급 의료 전화상담원의 도움을 받는 것이 바람직하다.

④ 4단계 : 가슴압박 30회 시행

환자를 바닥이 단단하고 평평한 곳에 등을 대고 눕힌 뒤에 가슴뼈(흉골)의 아래쪽 절반 부위에 깍지를 낀 두 손의 손바닥 뒤꿈치를 댄다. 손가락이 가슴에 닿지 않도록 주의하면서, 양팔을 쭉 편 상태로 체중을 실어서 환자의 몸과 수직이 되도록 가슴을 압박하고, 압박된 가슴은 완전히 이완되도록 한다. 가슴 압박은 성인에서 분당 100~120회의 속도와 약 5cm 깊이(소아 4~5cm)로 강하고 빠르게 시행한다. '하나', '둘', '셋', ..., '서른'하고 세어가면서 규칙적으로 시행하며, 압박된 가슴은 완전히 이완되도록 한다.

⑤ 5단계 : 인공호흡 2회 시행

환자의 머리를 젖히고, 턱을 들어 올려 환자의 기도를 개방시킨다. 머리를 젖혔던 손의 엄지와 검지로 환자의 코를 잡아서 막고, 입을 크게 벌려 환자의 입을 완전히 막은 후 가슴이 올라올 정도로 1초에 걸쳐서 숨을 불어넣는다. 숨을 불어넣을 때에는 환자의 가슴이 부풀어 오르는지 눈으로 확인한다. 숨을 불어넣은 후에는 입을 떼고 코도 놓아 주어서 공기가 배출되도록 한다. 인공호흡 방법을 모르거나, 꺼려지는 경우에는 인공호흡을 제외하고 지속적으로 가슴압박만을 시행한다(가슴압박 소생술).

⑥ 6단계 : 가슴압박과 인공호흡의 반복

이후에는 30회의 가슴압박과 2회의 인공호흡을 119 구급대원이 현장에 도착할 때까지 반복해서 시행한다. 다른 구조자가 있는 경우에는 한 구조자는 가슴압박을 시행하고 다른 구조자는 인공호흡을 맡아서 시행하며, 심폐소생술 5주기(30:2 가슴압박과 인공호흡 5회)를 시행한 뒤에 서로 역할을 교대한다.

⑦ 7단계 : 회복자세

가슴압박 소생술을 시행하던 중에 환자가 소리를 내거나 움직이면, 호흡도 회복되었는지 확인한다. 호흡이 회복되었다면, 환자를 옆으로 돌려 눕혀 기도(숨길)가 막히는 것을 예방한다. 그 후 환자의 반응과 호흡을 관찰해야 한다. 환자의 반응과 정상적인 호흡이 없어진다면 심정지가 재발한 것이므로 신속히 가슴압박과 인공호흡을 다시 시작한다.

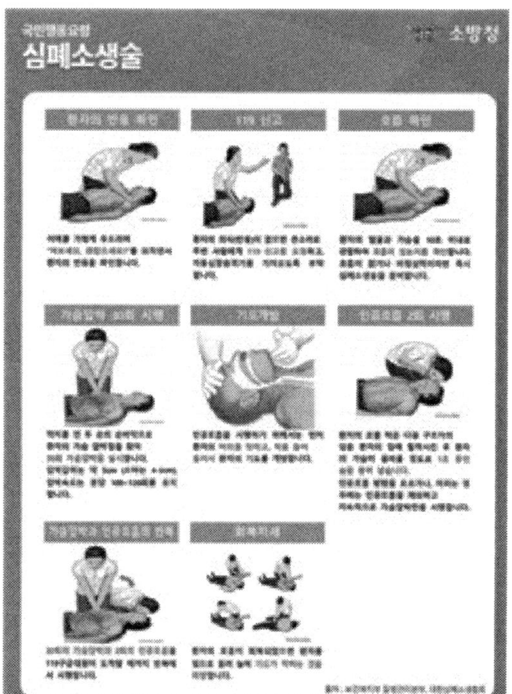

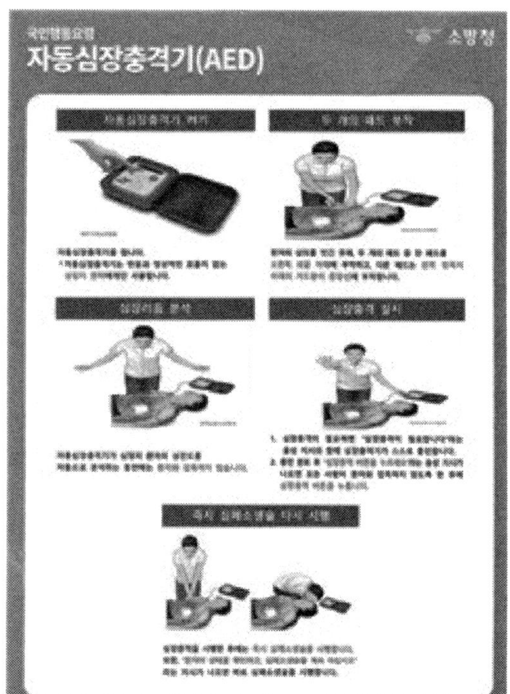

(2) 자동심장충격기(자동제세동기, AED) 사용법

① 1단계 : 전원 켜기

심장충격기(자동제세동기)는 반응과 정상적인 호흡이 없는 심정지 환자에게만 사용해야 하며, 심폐소생술 시행 중에 심장충격기(자동제세동기)가 도착하면 지체 없이 적용해야 한다. 먼저 심장충격기(자동제세동기)를 심폐소생술에 방해가 되지 않는 위치에 놓은 뒤에 전원 버튼을 누른다.

② 2단계 : 두 개의 패드 부착

'패드 1'은 오른쪽 빗장뼈 아래, '패드 2'는 왼쪽 젖꼭지 아래의 중간 겨드랑선에 부착한다. 패드 부착부위에 이물질이 있다면 제거하며, 패드와 심장충격기(자동제세동기) 본체가 분리되어 있는 경우에는 연결한다.

③ 3단계 : 심장리듬 분석

"분석 중..."이라는 음성 지시가 나오면, 심폐소생술을 멈추고 환자에게서 손을 뗀다. 심장충격(제세동)이 필요한 경우라면 "심장충격(제세동)이 필요합니다"라는 음성 지시와 함께 심장충격기(자동제세동기) 스스로 설정된 에너지로 충전을 시작한다. 심장충격기(자동제세동기)의 충전은 수 초 이상 소요되므로 가능한 가슴압박을 시행한다. 심장충격(제세동)이 필요 없는 경우에는 "환자의 상태를 확인하고, 심폐소생술을 계속 하십시오"라는 음성 지시가 나오며, 이 경우에는 즉시 심폐소생술을 시작한다.

④ 4단계 : 심장충격(제세동) 시행

심장충격(제세동)이 필요한 경우에만 심장충격(제세동) 버튼이 깜박이기 시작한다. 깜박이는 버튼을 눌러 심장충격(제세동)을 시행한다. 심장충격(제세동) 버튼을 누르기 전에는 반드시 다른 사람이 환자에게서 떨어져 있는지 확인하여야 한다.

⑤ 5단계 : 즉시 심폐소생술 다시 시행

심장충격(제세동)을 실시한 뒤에는 즉시 가슴압박과 인공호흡을 30:2로 다시 시작한다. 심장충격기(자동제세동기)는 2분마다 심장리듬을 반복해서 분석하며, 이러한 심장충격기(자동제세동기)의 사용 및 심폐소생술의 시행은 119 구급대가 현장에 도착할 때까지 지속되어야 한다.

3) 건강생활실천

(1) 금연

흡연자는 심근경색증, 뇌졸중에 걸릴 위험이 비흡연자에 비해 2배 정도 상승하고, 금연한 지 1년 정도 지나면 심뇌혈관질환의 위험성이 절반으로 감소한다. 간접흡연 역시 심뇌혈관질환의 위험을 증가시킨다. 비흡연자가 흡연자와 같이 사는 경우 심혈관계질환은 1.3배, 뇌혈관계질환은 2배 이상 증가한다. 담배를 피우는 당뇨병 환자는 비흡연자보다 합병증이 더 일찍 발생하므로, 반드시 금연해야 한다.

(2) 절주

절주는 술을 하루에 1~2잔 이하로 마시는 것을 말한다. 우리나라는 월간음주율, 고위험음주율이 지속적으로 증가하고 있다. 한두 잔의 술은 혈관이 좁아지거나 막혀서 생기는 허혈성 심뇌혈관질환을 예방하는데 도움이 될 수 있으나, 과도한 음주는 부정맥과 심근증을 유발하고, 뇌졸중의 위험을 증가시킨다.

(3) 영양관리

우리나라 국민은 하루 평균 소금 섭취량이 11.2g으로, 세계보건기구(WHO/FAO)가 권장하는 5g보다 2배 이상 많다. 짜게 먹는 습관은 혈압을 높여 심뇌혈관질환의 발생과 악화를 가져올 수 있으므로, 싱겁게 골고루 먹는 것이 중요하다. 또한 고지방식이를 제한하여 혈중 콜레스테롤을 적정수준으로 유지하거나 채소류와 해조류의 섭취를 통해 비타민, 무기질, 섬유소, 각종 항산화물질을 증가시키면 심뇌혈관질환을 예방할 수 있다. 특히 등 푸른생선은 오메가-3 지방산의 섭취를 증가시켜 혈중 중성지방을 낮추고 혈전 형성을 예방하므로, 일주일에 생선을 2회 이상 섭취하도록 권장하고 있다.

(4) 규칙적인 신체활동

적절한 신체활동은 혈압과 혈당을 조절하고, 체중을 감소시키며, 심뇌혈관질환 사망위험을 감소시킨다. 매일 30분 이상 적절한 운동을 실시하는 것이 좋다. 주 5회 이상 30분 이상 빠르게 걷기, 조깅, 자전거타기, 수영, 에어로빅 등을 실천하거나 자투리 시간을 이용하여 여러 차례에 걸쳐 총 30분 이상의 운동을 실천해도 좋다. 반면 흡연자, 고혈압환자, 당뇨환자, 이상지질혈증(고지혈증) 환자는 심장 기능에 무리가 되지 않는 수준에서 적절한 운동계획을 수립하여 실천해야 한다.

(5) 스트레스 관리

심뇌혈관계질환을 예방하기 위해서는 스트레스를 줄이고, 즐거운 마음으로 생활해야 한다. 경쟁적이고, 성취욕이 강하며 남에게 지기 싫어하는 성격을 가진 사람들은 그렇지 않은 사람보다 심뇌혈관질환에 걸릴 가능성이 높다.

스트레스는 혈압을 상승시키고, 부정맥을 유발하며, 동맥경화를 촉진하고, 심뇌혈관질환의 위험을 증가시킨다. 또한 흡연, 음주, 폭식 등 다른 심뇌혈관질환 위험행동의 원인이 되기도 한다. 흡연, 신체활동 감소, 비만 등이 고혈압과 우울증의 발생을 증가시킨다.

- 2년마다 정기적으로 건강검진, 암 검사 참여하기
- 정기적으로 자가검사 실행하기(유방암, 고환암)
- 체중 관리: 체중감량 및 감량 이후의 꾸준한 관리
  ※ 체중감량의 속도:0.5kg~1kg/1주
- 식생활 개선
  - 콜레스테롤, 지방, 염분, 카페인, 섬유질, 엽산 등
  - 식사량 조절, 고열량음식및 고지방음식 제한, 과식 주의, 간식 제한
- 신체활동 증진
  - 효과: 에너지 소비 증가, 고혈압 · 이상지질혈증 예방 효과
  - 규칙적인 운동실천: 일주일에 3회 이상, 한 번에 30분 이상의 유산소운동
- 금연, 금주
- 목표 세우기: 본인의 의지 강화, 목표 설정 및 격려

참고문헌

건강보험심사평가원. (2016). 성장기 청소년, 척추 건강 주의보: 연령별 척추측만증 진료인원 (2011~2015). 보도자료. http://www.hira.or.kr/bbsDummy.do?brdBltNo=9281&brdScnBltNo=4&pgmid=HIRAA020041000100

국민건강보험공단. (2020). 건강iN: 영유아건강검진. https://www.nhis.or.kr/nhis/healthin/wbhaca04800m01.do

김계숙, 송영아. (2015). 인간 성장발달과 건강. 서울: 신광출판사.

김명, 고승덕, 김영복, 김혜경, 박남수, 손애리, 오유미, 유승현, 이은희. (2017). 보건교육과 건강증진. 서울: 계축문화사.

김영복. (2019). 라이프스타일과 건강증진. 서울: 계축문화사.

김태임, 김희순, 신영희, 심미경, 오원옥. (2007). 성장발달과 건강. 서울: 교문사.

김미예, 구현영, 김수옥, 김태임, 오원옥. (2011). 아동의 성장발달과 간호. 서울: 군자출판사.

대한소아청소년개원의사회. (2020). 청소년·성인 예방접종.

대한예방의학회. (2015). 예방의학과 공중보건학. 서울: 계축문화사.

도로교통공단. (2020). 최근 3년간(2017~2019년) 초등학교 학년별 어린이 보행사상자.

박성연, 백지숙, 안지영, 오미경, 이사라. (2017). 인간의 성장과 발달. 서울: 파워북.

박인숙, 공은숙, 김은경, 김종선, 오금숙. (2016). 인간 성장발달. 서울: 포털스출판사.

보건복지부, 질병관리본부, 대한심폐소생협회. (2019). 심폐소생술 가이드라인(일반인). http://www.kacpr.org/board/bbs_list.php?code=CPRbbs&category_idx=65&category1_code=1412125592&page_idx=1135

보건복지부, 한국건강증진개발원. (2015). 제4차 국민건강증진종합계획 (2016~2020). 서울: 한국건강증진개발원.

보험개발원. (2019). 어린이 질병통계: 최근 7년간 0-19세 실손의료보험사고 분석.

순천향의대. (2011). 소아성장과 발달의학. 천안: 순천향대학교출판부.

요시유키마쯔무라, 김명역. (2008). 신체발육발달론. 서울: 대경북스.

이성진. (2005). 한국인의 성장발달. 서울: 교육과학사.

조복희, 도현심, 유가효, 박혜원, 김영주. (2020). 인간발달. 서울: 교문사.

조복희, 도현심, 유가효 (2010). 인간발달. 서울: 교문사

질병관리본부. (2017). 2016년 청소년 건강행태 온라인조사. 오송: 질병관리본부.

질병관리본부. (2019). 2018년 청소년 건강행태 온라인조사. 오송: 질병관리본부.

질병관리본부. (2020). 2019년 청소년 건강행태 온라인조사. 오송: 질병관리본부.

질병관리본부, 대한의사협회, 예방접종전문위원회. (2020). 표준예방접종일정표(2020). 오송: 질병관리본부.

질병관리청. (2020). 성장도표. https://knhanes.cdc.go.kr/knhanes/sub08/sub08_02.do

질병관리청. (2020). 2020년 성매개감염병 관리 지침. http://www.kdca.go.kr/board.es?mid=a20507020000&bid=0019&act=view&list_no=365658

질병관리청. (2020). 2020년 HIV/AIDS 관리 지침. http://www.kdca.go.kr/contents.es?mid=a20301070501

질병관리청. (2020). 후천성 면역결핍증 관리. http://www.kdca.go.kr/contents.es?mid=a20301070601

질병관리청, 보건복지부, 대한의학회. (2020). 국가건강정보포털. https://health.cdc.go.kr.

통계청 국가통계포털. (2020). 연도별 사망원인 순위. http://kosis.kr

Edelman, C. L., 홍경자 등 역 (2008). 인간발달과 건강증진. 서울: 현문사.

Polan, E. U., 정 연 등 역 (2016). 인간발달과 건강증진: 생애주기에 따른 여행. 서울: 현문사.

Conger. R. D. & Donnellan, M. B. (2007). An Interactionist Perspective on the Socioeconomic Context of Human Development. Annual Review of Psychology, 58, 175-199.

Hams, R. W., Johnson, R. V., & Murry, M. M. (2004). Mayo clinic guide to a healthy pregnancy. New York: HarperCollins publisher, Inc.

Kail, R. V. & Cavanaugh, J. C. (2016). Human Development: A life-span view. Boston: CENGAGE Learning.

Leifer, G. & Fleck, E. (2013). Growth and development: Across the lifespan. St. Louis: Elsevier.

Mistry, K. B., Minkovitz, C. S., Riley, A. W., Johnson, S. B., Grason, H. A., Dubay, L. C., & Guyer, B. (2012). A New Framework for Childhood Health Promotion: The Role of Policies and Programs in Building Capacity and Foundations of Early Childhood Health. American Journal of Public Health, 102(9), 1688-1696.

Novotny, R., Fialkowski, M. K., Li, F., Paulino, Y., Vargo, D., Jim, R., Colemna, P., Bersamin, A., Nigg, C. R., Guerrero, R., Deenik, J., Kim, J. H., & Wilken, L. R. (2015). Systematic Review of Prevalence of Young Child Overweight and Obesity in the United States-Affiliated Pacific Region Compared With the 48 Contiguous States: The Children's Healthy Living Program. American Journal of Public

Health, 105(1), e22–e35.

Polan, E. U. & Taylor, D. R. (2019). Journey across the life span: Human development and health promotion. Philadelphia: F.A.Davis company.

Sanders, L. M., Shaw, J. S., Guez, G., Baur, C., Rudd, R. (2009). Health Literacy and Child Health Promotion: Implications for Research, Clinical Care, and Public Policy. Pediatrics, 124(Supplement 3), S306–S314.

Sigelman, C. K. & Rider, E. A. (2018). Life-Span Human Development. Boston: CENGAGE Learning.

Stephens, F. (2000). The cancer prevention manual. Oxford university press.

United Nations Development Programme (UNDP). (2019). Human Development Report 2019. Human Development Report Office.

Wong, N. T., Zimmerman, M. A., & Parker, E. A. (2010). A Typology of Youth Participation and Empowerment for Child and Adolescent Health Promotion. American Journal of Community Psychology, 46, 100–114.

Wood, M. S. & Coggan, J. M. (2000). Women's health on the internet. New York: The haworth press, Inc.

Wurzbach, M. E. (2002). Community heath education and promotion: A guide to program design and evaluation. Maryland: Aspen publisher, Inc.

찾아보기

김영복 보건학박사

(현) 대구대학교 재활과학대학 재활건강증진학과 교수
(현) 한국보건교육건강증진학회 학회장
(현) 알코올과건강행동학회 부회장
(전) 전국대학보건학교육협의회 회장
(현) 한국보건의료인국가시험원 보건교육사 국가시험위원회 위원
(현) 한국건강증진개발원 보건교육사 자격심의위원회 위원
(현) 대구광역시 통합건강증진사업지원단, 대구시민건강위원회 위원
(현) 경산발전전략위원회, 경산시지역보건의료계획 심의위원회 위원

"이 저서는 2020학년도 대구대학교 학술연구비 지원에 의한 연구결과물임"

인간의 성장 · 발달과 건강증진 값 12,000원

2020년 12월 24일 제1판 인쇄
2020년 12월 29일 제1판 발행

저 자 : 김 영 복
발행인 : 주 영 일
발행처 : **계 축 문 화 사**

서울특별시 종로구 통일로12길 16-17
우편번호 : 03029
TEL : 735-2257 · 738-9746
FAX : 723-9025
E-mail : gyechuk@hanmail.net
홈페이지 : http://gyechuk.co.kr
1973. 10. 31 등록번호 제300-1973-8호
ISBN 978-89-5629-615-9 93510